APPEL URGENT

AU CONCOURS

DES HOMMES ÉCLAIRÉS DE TOUTES LES PROFESSIONS

CONTRE LES

EMPOISONNEMENTS INDUSTRIELS.

MANUEL ANNUAIRE DE LA SANTÉ

pour 1863,

OU

MÉDECINE ET PHARMACIE DOMESTIQUES

contenant tous les renseignements théoriques et pratiques néces-
saires pour savoir préparer et employer soi-même les médicaments, se préserver et se guérir ainsi promptement, et à peu de
frais, de la plupart des maladies curables, et se procurer un soulagement presque équivalent à la santé, dans les maladies incurables et chroniques ;

PAR

F.-V. RASPAIL,

18ᶜ ANNÉE OU 17ᵉ ÉDITION, ENTIÈREMENT REFONDUE. UN VOL.
IN-12 DE 360-VIII PAGES. PRIX : **1** FR. **25** CENT., ET
PAR LA POSTE : **1** FR. **50** C.

Le *Manuel annuaire de la santé* s'enrichit tous les ans
des nouveaux résultats qu'obtient, chaque jour, M. Raspail
dans sa pratique et dans ses recherches. On doit se méfier
des imitations du titre et des vieilles contrefaçons, ou plutôt
falsifications, qui ont cessé d'avoir cours en Belgique et à
l'étranger. L'ouvrage est accompagné du portrait de l'auteur
et est revêtu de sa signature.

----

*Tout exemplaire des ouvrages de M. Raspail, qui
désormais ne porterait pas la signature de l'auteur, doit
être réputé contrefait.*

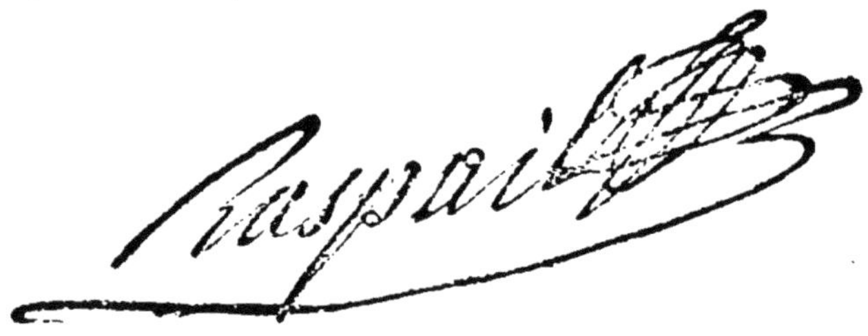

Bruxelles. — Typ. de Ch. et A. VANDERAUWERA, rue de la Sablonnière, 8.

APPEL URGENT

AU CONCOURS

DES HOMMES ÉCLAIRÉS DE TOUTES LES PROFESSIONS

CONTRE LES

MPOISONNEMENTS INDUSTRIELS

OU AUTRES

QUI COMPROMETTENT DE PLUS EN PLUS LA SANTÉ PUBLIQUE
ET L'AVENIR DES GÉNÉRATIONS;

PAR

F.-V. RASPAIL.

Salus populi suprema lex esto.
(LOI DES 12 TABLES.)

Que la salubrité publique prime
toutes les autres lois.

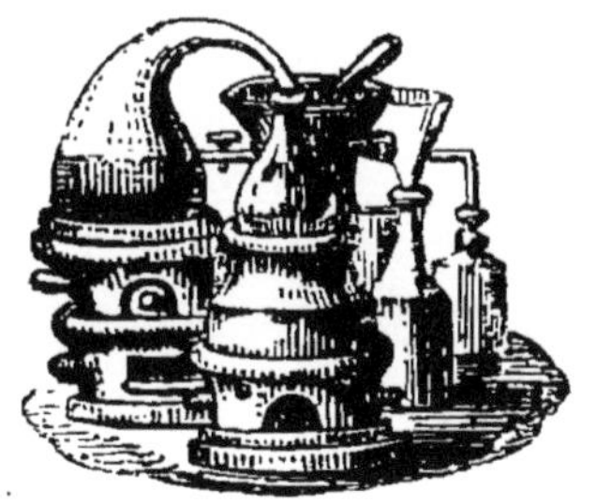

PARIS,
CHEZ L'ÉDITEUR DES OUVRAGES
de M. Raspail.
14, RUE DU TEMPLE, 14,
(près de l'Hôtel de ville).

BRUXELLES,
A L'OFFICE DE PUBLICITÉ,
LIBRAIRIE NOUVELLE,
39, Rue Montagne de la Cour, 39

1863

AVERTISSEMENT.

Bruxelles, 1er juillet 1863.

Je croirais avoir à me reprocher toute ma vie de différer
plus longtemps la publication de cet écrit et la révélation des
faits qui le motivent; car ils sont de la plus haute gravité;
et chaque instant de retard peut coûter un échec à la confiance publique. Non pas que, dès l'instant de la découverte
du danger, je ne me sois hâté de prendre toutes les précautions qu'en pareil cas la prudence suggère, pour arrêter le
mal à sa source et en mettre à l'abri ceux qui s'adressent
plus spécialement à nous. Mais parce que c'est maintenant
à tout le monde à se tenir en garde contre ce qui s'en est
écoulé et a passé dans la circulation; et que, pour se tenir en
garde contre une chose, il est nécessaire d'en avoir le signalement. Ce signalement, je vais le donner dans cet écrit; si
j'avais eu à ma disposition un moyen plus sûr d'arriver au
but, je n'aurais pas eu recours à la publicité, pour remplir
mon devoir de citoyen et de philanthrope. Mais la seule puissance dont je puisse disposer pour faire le bien, c'est celle
de la publicité; dans le silence, il ne peut rien celui qui n'est
rien.

De quelque opinion que vous soyez sur tout autre terrain,

lisez-moi sans prévention sur celui-ci ; car il s'agit de votre santé et de celle de vos proches. Peu m'importe ensuite que vous vous intéressiez peu à la mienne par esprit de parti ou de religion ; mon devoir à moi, ma mission la plus chère est de m'intéresser à la vôtre, dans l'intérêt de l'avenir que le présent condamne à hériter de nos constitutions physiques, sans bénéfice d'inventaire ; lui qui rejettera dans le coin le plus obscur de l'histoire, et comme des vieilles friperies des temps passés, nos dissentiments, nos querelles, nos rivalités et nos préjugés religieux ou politiques. Notre vœu commun, c'est, sans aucun doute, de lui léguer des générations fortes et intelligentes (car la force unie à l'intelligence c'est la moralité). Or, il ne dépend que de nous de réaliser ce vœu. Quiconque s'y oppose, dans un esprit de vengeance ou de sordidité, doit être mis au rang des plus inexcusables coupables ; et c'est un immense service à lui rendre que de signaler son délit à lui-même avant de le signaler à autrui ; c'est ce que j'ai fait. Mais si cet avertissement ne suffisait pas contre son imprudence, je me verrais forcé, dussé-je m'exposer à bien des rancunes privées ou légales et publiques, de recourir à tous les moyens dont je pourrais disposer, pour appeler contre sa culpabilité toute la rigueur des lois, ou, à leur défaut, toute l'animadversion et les répugnances de l'opinion publique. J'ai trop eu à souffrir de pareils méfaits, pour que je ne me hâte pas d'en avertir ceux qui sont exposés à en souffrir encore ; et, dans cette œuvre de suprême loi, cet écrit me donnera pour auxiliaires tous ceux qui mettent la salubrité publique au dessus de tous les intérêts de croyance ou de parti.

Ici je dénonce les faits, sans désigner les personnes. Je cherche à conjurer le danger, en le signalant même à ceux de qui il émane ; Dieu me garde de vouloir tout d'abord nuire à quelqu'un, en cherchant à être utile à tout le monde ; ce sont les coupables seuls qui se nuiront à eux-mêmes, si, après cet avertissement, ils transformaient leur imprudence en parti pris et en propos délibéré.

Mais quel que soit le résultat de leur détermination à ce

ujet, j'ose leur assurer que je ne leur causerai jamais au-
ant de peines morales que j'en ai éprouvé, dans le premier
moment où j'ai eu l'heureuse chance de découvrir la source
u mal que j'ai à signaler ; j'en suis resté un instant comme
néanti, ne pouvant me décider à y croire, et ne sachant si je
evais voir, en cette circonstance, ou un acte de la plus
tupide imprudence ou celui de la plus infernale perfidie :
'est-à-dire, ou bien l'aveuglement de l'amour du lucre (*auri
acra fames*) ou bien l'organisation froidement calculée d'un
uet-apens.

Vous voilà préparés à m'écouter ; j'ai attendu d'être calme
t recueilli, avant de chercher à me faire entendre ; et ce calme
duré assez longtemps, après que cette étude est devenue
omplète, et qu'il ne m'est plus resté le moindre doute à ce
ujet sur la véritable cause du mal.

APPEL URGENT

AU CONCOURS

DES HOMMES ÉCLAIRÉS DE TOUTES LES PROFESSIONS

CONTRE LES

EMPOISONNEMENTS INDUSTRIELS

OU AUTRES

QUI COMPROMETTENT DE PLUS EN PLUS LA SANTÉ PUBLIQUE
ET L'AVENIR DES GÉNÉRATIONS.

CHAPITRE PREMIER.

PAR QUELLE SÉRIE D'ANGOISSES ET DE DÉSAPPOINTEMENTS L'OBSERVATION A PRÉPARÉ LA VOIE A LA DÉCOUVERTE.

> ὁ βίος βραχὺς: ἡ δὲ τέχνη μαχρὴ.
> HIPPOCR. *Aphorism.* I.
>
> La vie est courte et l'observation coûte
> bien du temps et des peines.

Admettez que la personne sur laquelle j'ai fait l'observation que je vais décrire, m'est aussi bien connue que moi-même, que j'ai pu en recueillir le témoignage instant par instant, et annoter ses souffrances et ses désappointements comme sous la dictée ; et vous ne vous éloignerez de la vérité que pour mieux vous placer au point de vue de la perspective. Je vais débuter par vous le faire connaître ce patient observateur de lui-même, comme je le connais tant au physique qu'au moral (*intus et in cute*) :

La méthode de médication qui porte mon nom n'a jamais eu de plus fidèle et de plus consciencieux propagateur. Il lui était redevable, du rétablissement d'une santé jusque-là fréquemment compromise et d'un accroissement de force et de développement, qui semblait le rajeunir à mesure qu'il avançait en âge et transformer sa constitution débile, jusqu'à lui donner le droit de défier les plus ingambes et les mieux musclés. Sa recette, il l'avouait à tout le monde, se trouvait tout entière dans les prescriptions du système, que, par scrupule, et quand il n'en avait plus besoin même, il continuait à s'appliquer encore au grand complet, comme encouragement et garantie des conseils qu'il donnait aux autres. A ceux qui le complimentaient sur sa force et sa santé hors ligne, il répondait en riant : « Je défie la vieillesse! Pour me tuer, il faudra qu'on m'assomme ou qu'on m'empoisonne : Or, contre les assommeurs, j'ai mon poignet, et gare à qui s'y frotte; contre le poison, j'ai autour de moi un rempart de sympathie; on n'oserait jamais en empoisonner tant à la fois pour mieux en atteindre un seul. Cependant, ajoutait-il, pour que le poison nous atteigne, il faut si peu de fissures, que toute la surveillance du dévouement ne met pas plus les petits que les grands à l'abri de ses atteintes; mais, j'ai si souvent échappé aux tentatives et même aux accidents réussis de ce genre, que je suis presque autorisé à me croire pétri de l'argile de Mithridate, cuirassé par mes précautions et mes antidotes, et j'oserai dire par l'habitude, contre la puissance invisible et impalpable de cette arme aux mille pointes aiguës, aux mille tranchants subtils ; en sorte que je n'ai à attendre la mort que de la main de Dieu, lui qui vous l'amène douce, sans regrets et sans agonie, empreinte d'un reflet de sa puissance et de son essence même, bienveillante enfin comme ce tendre adieu que rend si bien la formule : *A revoir.* »

Avec cette insouciance de l'avenir et cet emploi du présent, ses jours s'ajoutaient aux jours, sans avoir l'air de faire nombre pour les années ; l'étude et la philanthropie s'en partageaient les heures ; le temps ne lui manquait que pour marquer de points noirs le souvenir des mauvais jours que la fortune, l'ingratitude et l'envie ne lui avaient pas épargnés. Aussi, partout où les vents contraires le jetaient, il ne tardait pas à s'y trouver comme parmi les siens. Enfin, imaginer un caractère plus heureux, c'est possible ; le trouver, ce serait difficile.

Et cela durait depuis vingt ans environ, lorsque presque subitement et dans le cours de ce bonheur intime, de ce bien-être du corps et de cette satisfaction de l'âme, il commença à lui apparaître des signes précurseurs d'un danger, mais des signes inexplicables, et qui plongeaient l'observateur dans une de ces perplexités qui finiraient à la longue par mettre en défaut le raisonnement et par paralyser la pensée.

Fort de corps et d'esprit pendant toute la journée, suffisant à un travail intellectuel de huit heures et à des visites nombreuses, mangeant avec appétit, digérant avec facilité, dormant d'un sommeil calme et non interrompu pendant trois heures, à peine venait-il de prendre, en s'éveillant, une gorgée d'eau sucrée, sa boisson favorite de nuit, qu'il se sentait en proie à des douleurs d'entrailles dont les symptômes étranges ne lui paraissaient susceptibles d'aucune explication raisonnable, et résistaient à tout ce qui lui avait si bien réussi jusque-là, en fait de médication. Il essaya de prendre sa gorgée d'eau sans sucre; mêmes effets que par l'eau sucrée. Il prit le parti de ne plus boire la nuit; il eut à souffrir horriblement de la soif, mais il n'éprouva pas d'autre symptôme. Ne pouvant plus s'en passer, force lui fut de reprendre sa gorgée d'eau, au milieu de la nuit; et dès lors, retour des mêmes tortures.

Vainement changea-t-on d'eau, et eût-on recours aux eaux du pays qui passaient pour les plus saines; rien ne réussit mieux.

Cependant il était entouré de tant de sympathies et de dévouements à toute épreuve, que la plus petite parcelle de soupçon, même d'un soupçon de négligence, n'aurait pu trouver place dans une explication. Le verre était pris au hasard parmi tous les autres verres, l'eau à la même carafe qui avait servi à tous les repas, et à laquelle chacun venait d'emprunter son verre d'eau à boire pour la nuit; le sucre sortait du même sucrier. Chacun se trouvait bien de toutes ces choses: lui seul en éprouvait chaque nuit les mêmes atteintes qui se manifestaient, tantôt sur-le-champ, tantôt au bout d'une demi heure ; et, de mois en mois, chaque fois, ces symptômes semblaient prendre un caractère plus durable de gravité. L'épreinte étant dissipée au bout de quelques heures, la journée suivante se passait sans aucune réminiscence du fait de la nuit précédente. Il n'y a pourtant pas d'effet sans cause ; et si l'effet avait eu une cause prise du côté de l'altération de la constitution et des progrès de l'âge, la même eau, le même verre, le même sucre, auraient produit, aux repas du jour, des symptômes proportionnellement plus alarmants que ceux de la nuit ; que croire ? c'était véritablement à en jeter au feu toutes ses connaissances acquises, et à envelopper, pêle-mêle, précautions et pensées dans une impassible résignation. Quant à la famille, elle en était dans une telle perplexité de soins, de prévoyances, de précautions et de désappointements, qu'elle concevait qu'on pût en pareil cas en perdre la tête. « Tenez, disait notre patient à sa famille, dans la journée, et alors que sa forte santé et sa philosophie avaient repris le dessus ; vous ne le croirez pas, puisque j'hésite à le croire et à le dire ; mais dans ces moments d'épreuves et immédiatement après avoir pris, la nuit, ma gorgée d'eau, je sens comme le sublimé corrosif me courir jusque dans la moelle des os. C'est incroyable à supposer ; mais je le sens comme si c'était croyable. »

Et après chacune de ces crises nocturnes et subites, les forces revenaient le lendemain ; sa santé reprenait tous ses avantages, ainsi que sa passion pour l'étude et l'observation. Cependant il était facile de remarquer que ces accidents, effets d'une cause indéfinissable, acquéraient de jour en jour des caractères d'une plus grande gravité ; lorsque, vers le 5 mars 1862, notre ami fut pris, ainsi qu'un autre membre de sa famille, de quintes de toux avec une violence telle, que le sang refoulé par les carotides, et comme par des espèces de coups de tangage, contre la tente du cervelet, semblait chaque fois menacer de luxer les vertèbres du cou ; et que les expectorations les plus pénibles à arracher finissaient par jeter le malade dans une prostration complète, pour recommencer quelques minutes après. On attribua ce mal d'un nouvel ordre à une épidémie régnante de coqueluche, qu'avait déterminée un vent d'est, en condensant sur la localité, par un abaissement de température de — 6° à 7° centigr., les vapeurs d'une manufacture d'acides sous le vent de laquelle la famille se trouvait à cette époque.

Quoi qu'il en soit, à l'aide de son énergie habituelle et à force de s'excorier la peau par des applications de compresses d'eau sédative, il parvint, en moins de cinq jours, à se tirer d'embarras, ne conservant de ce terrible mal qu'une pectoriloquie prononcée dans la moitié supérieure du poumon gauche (signe évident d'une caverne) et une gênante difficulté de respirer de ce côté-là.

De temps à autre les effets de la gorgée d'eau nocturne revenaient avec leur énigme à deviner ;

et crainte d'avoir à en jeter sa langue aux chiens,
et de perdre la confiance qu'il avait jusque-là inspirée aux autres, il en avait pris son parti, et il
s'exerçait à ne plus y penser, afin de n'être plus
tenté d'en parler à personne.

De son côté la fatalité, c'est-à-dire, la cause
occulte de ces mystérieux phénomènes, comme
dépitée de cette résignation et du peu. d'effet de ces
tentatives, semblait chaque fois augmenter progres-
sivement la dose des souffrances; lorsque au milieu
de la nuit du jeudi 15 au vendredi 16 mai 1862,
et immédiatement après avoir pris un verre d'eau
sucrée préparée avec toutes les précautions ordinaires, il se sent comme foudroyé, et n'a plus que
la force d'appeler au secours : « Je me meurs,
disait-il, dès qu'il put ouvrir la bouche; je suis
cette fois frappé au cœur; mon pouls a des intermittences trop longues et trop irrégulières; je me
sens défaillir à chaque instant; le poison me ronge
le cœur et circule, comme par saccades, dans mes
artères, du centre aux extrémités; il m'occasionne
des douleurs ostéocopes jusque dans la moelle
des os. »

On ne tarda pas à s'assurer que ces indications
n'avaient rien d'imaginaire, à ses défaillances, à
l'abondance de ses transpirations, à ses affaisse-
ments sur lui-même. L'épine dorsale pliait sur elle-
même, comme par une espèce de ramollissement
des os; les yeux s'enfonçaient dans l'orbite, et les
tempes se creusaient de plus en plus. Il ne pouvait
plus se tenir au lit que la tête plus basse que le corps.

Et cet état dura jusqu'au mardi, 20 mai, où sa famille, accourue en toute hâte sur un télégramme, se conformant au vœu qu'il avait fait d'aller mourir dans sa patrie ou d'y trouver le mot de l'énigme qui le torturait plus encore au moral peut-être qu'au physique, fit les préparatifs de départ, pour saisir le premier instant, où la pauvre victime aurait retrouvé la force de se tenir debout; et le départ eut lieu le 27 mai.

Tout sembla s'améliorer par le seul changement de climat, en dépit ou plutôt à cause de l'interruption forcée de toutes les habitudes du malade et de son genre de vie antérieur; mais chez lui la marche fatiguait encore la respiration; la plus petite course épuisait ses forces; le sang, pendant le sommeil et plus encore s'il baissait la tête, lui affluait vers la région du cervelet et vers les artères temporales, de manière à déterminer des soubresauts. A la première gorgée de soupe, le malade, jusque-là bien disposé, se sentait pris d'un malaise qui ne lui laissait que le temps de se jeter dans un fauteuil, où il tombait en syncope. Il lui prenait souvent de ces appréhensions de se trouver mal, qui sont bien pires encore que les défaillances réelles. Il chancelait au bout de quelques pas; tout lui tournait, comme s'il avait longtemps pirouetté sur lui-même, et ces symptômes d'étourdissements se reproduisaient pendant toute la marche. Il faisait souvent des efforts inouïs pour continuer une conversation empreinte de tristesse et des plus noirs pressentiments; il aurait volontiers demandé qu'il lui fût permis d'écrire ses pensées, plutôt que de les traduire en paroles ; tant chaque émission de voix lui refoulait le sang vers la tête. A table, fréquemment on le voyait se tenir la tête sur les mains et les coudes sur la table, se plaignant que l'épine dorsale ployât comme sous son propre poids. A la suite de l'aloès, les déjections, au lieu d'être liquides et colorées en jaune, étaient d'un noir gluant comme celles que provoque le calomélas (mercure doux), et déterminaient au passage des ardeurs corrosives. Les selles devenues ordinaires étaient durcies et calcinées ; elles ne passaient qu'à force d'excorier l'anus enflammé et de manière à paraître sanguinolentes.

D'autres fois, il lui courait, par saccades, comme des coagulations sanguines en petites boules, et suivant la direction des artères, dans les membres thoraciques et même pelviens; ce qui lui causait comme des soubresauts et des frétillations dans les embranchements des nerfs de ces régions.

Mais c'était à la région du pylore que les symptômes s'aggravaient, de manière à lui donner maint et maint souci ; on eût dit qu'il se formait là un squirrhe, tant le passage du bol alimentaire s'y faisait avec une certaine violence et par des mouvements péristaltiques saccadés qui semblaient partir transversalement de la grande vers la petite courbure de l'estomac, pour venir frapper, par des coups de tangage, contre l'ouverture pylorique, où le désordre intestinal rencontrait un obstacle douloureux. Pendant quelque temps il se manifesta, à la région suspubienne, comme une tendance à la formation d'un sac herniaire et une menace d'une descente tantôt à droite, tantôt à gauche, et souvent des deux côtés à la fois, en sorte qu'il lui était devenu impossible de se pencher sans éprouver en ce point une douleur de mauvais présage.

Une nuit, et toujours après une gorgée d'eau, il se sent pris d'épreintes telles que jamais colique saturnine ne pourrait en causer, et qui lui arrachaient des cris de désespoir et de torture ; le ventre ballonné semblait devoir en crever, comme par une solution transversale de continuité.

Plus tard, le 28 septembre 1862, par un temps lourd et précurseur d'orage, il revint de sa promenade habituelle sur les trois heures, dans un état d'agitation qui ne fit que s'accroître ; il se sentait défaillir; ses jambes fléchissaient; il éprouvait dans les deux bras, mais surtout dans le triceps brachial et les muscles fléchisseurs du poignet, des soubresauts convulsifs, par deux ou trois saccades intermittentes, qui passaient peu à peu à un tremblement plus violent et plus durable. L'orage ayant éclaté, chaque détonation déterminait un redoublement de saccades et une plus grande violence dans les mouvements convulsifs. Tout se dissipa avec ce premier orage et reparut à l'arrivée d'un nouvel orage, qui éclata de cinq heures à cinq heures et demie du matin, et puis d'un troisième plus lointain qui eut lieu vers les sept heures de la même matinée.

Les 13 et 20 octobre, mêmes symptômes et soubresauts nerveux coïncidant avec un ouragan et des rafales violentes.

« Mais j'en suis à l'enfer de Clément XIV, se disait-il quelquefois, et pourtant je ne prends ni fruits, ni figues, ni rien qui me vienne du marché (*). »

Au reste il n'était pas le seul de son entourage, dont la santé fût une énigme à deviner depuis la même époque.

Un an auparavant, sa famille avait perdu, en douze heures de temps, une petite fille de deux ans, dans d'atroces convulsions qui lui tordaient le corps de mille manières les plus effrayantes, et dans les-

(*) Clément XIV, dans sa sobriété, se sentait une certaine prédilection pour les figues. Son serviteur et ami *fra-Francesco* en avait avisé de fort belles chez une brave femme du marché, qui, sachant qu'elles étaient destinées au pape, ne manquait pas de se féliciter, parmi ses compagnes, de cet insigne honneur. Les jésuites dont la vigilance de *fra-Francesco* avait jusque-là déjoué toutes les ruses parricides, ayant acheté pour un bon prix, et sous tel prétexte que de saison, le champ de la bonne femme, firent vendre dès lors les figues au marché, par une autre femme de leur bord, qui se dit la chambrière de l'ancienne marchande. Mais chaque matin, une des mains de Loyola avait soin de piquer les figues les plus belles et qu'on destinait au pape, avec des aiguilles trempées dans une solution de sublimé corrosif (*deutochlorure de mercure*); ce qui, renouvelé chaque jour, finit par jeter le malheureux Clément XIV dans un enfer de tortures morales et physiques. Couvert de dartres qui le rongeaient à le rendre fou d'impatience, il s'achemina vers sa fosse, en tombant, pour ainsi dire, par lambeaux; les chairs finirent par s'agglutiner avec ses habits; dans ses moments de résipiscence, il se faisait horreur à lui-même; et son ami et fidèle *fra-Francesco* le suivit de près au tombeau. Le pape qui succéda à Clément XIV, menacé du même sort, s'empressa de rétracter la bulle par laquelle ce dernier avait aboli la société que nos parlements venaient de chasser de France, comme une pépinière de fanatiques scélérats.

quelles les médecins avaient tous reconnus les symptômes d'un empoisonnement à haute dose.

A peu près à l'époque des plus fortes crises du malade dont j'écris l'histoire, comme sous la dictée, un membre de la famille se sentait les os broyés et ne sortait plus de sa chambre; deux autres portaient à la joue un furoncle rongeant qui leur faisait tomber les poils de la barbe; et bientôt l'un des deux fut pris d'une maladie de poitrine qui l'a cloué au lit pendant trois mois et dont la convalescence fut bien plus longue.

Tout cela devenait si inexplicable que notre patient, qui jusque-là s'était voué au soulagement des autres, et avait rendu la santé à une foule d'affligés, avait fini par se récuser et par renoncer à toutes ses habitudes précédentes; se jugeant indigne de donner des conseils aux autres, lui qui n'en trouvait plus, dans l'arsenal de ses connaissances, pour parvenir à découvrir la cause occulte qui semblait faire pénétrer le souffle de la mort par toutes les fissures d'une maison où jusque-là, et en dépit de bien des tentatives, la santé s'était si bien préservée de toutes les atteintes, dans une vie laborieuse et exemplaire par la régularité de la conduite et la simplicité des goûts.

CHAPITRE II.

DÉCOUVERTE INATTENDUE DE LA CAUSE DE TANT DE DÉSASTRES.

Felix qui potuit rerum cognoscere causas!
Virg. *Géorg.* II.

Heureux qui des effets découvre enfin les causes

Il y a un moment dans les circonstances critiques de la vie d'observation, où, à force de creuser la pensée, on finit par perdre le fil de ses idées et par ne plus penser du tout; à peu près comme le philosophe, lorsqu'il cherche à approfondir le problème de l'immensité de l'espace qui recule pied à pied ses limites, et de l'éternité du temps qui prolonge indéfiniment sa fin. C'est comme un de ces cauchemars dans la profondeur des ténèbres, où l'on s'enfonce sans cesse dans le vide, pour ne tomber jamais.

Telle était devenue la situation d'esprit de notre libre penseur. Il avait fini par abdiquer sa pensée, par ne plus cultiver que sa mémoire, par lire et apprendre, au lieu de créer et d'écrire, et par ne plus s'occuper de lui-même que pour émettre le vœu de pouvoir mourir d'un seul coup et non lambeaux par lambeaux, sans renier ses espérances dans un dernier délire, et sans démentir, par le moindre signe équivoque, un passé dont l'opinion publique lui accorde le droit d'être fier. « A quoi bon, se disait-il, épuisent-ils ainsi, pour m'éteindre, toutes les ressources les plus subtiles et les plus lentes de leur *codex*, ces pieux rivaux de Canidie et de la Brinvilliers? C'était bon tout cela contre Clément XIV, le vicaire du Christ, fulminant contre les blasphémateurs du nom de Jésus ; c'était encore mieux contre Eugène Sue, ce brillant photographe de Rodin (*)! Mais moi que suis-je, pour que la fatalité qui préside à ces exécutions mette tant de raffinements à me faire souffrir, et qu'elle prenne la souplesse du serpent ou des peaux rouges, pour parvenir à se glisser dans l'ombre, et sans le plus petit frôlement, jusqu'à mon cœur? Pourquoi ne pas en finir avec moi d'un seul coup, comme cela a eu lieu avec la protestante duchesse de Nemours qui n'eut qu'à s'affaisser sur elle-même ; avec la duchesse d'Orléans qui, quoique protestante et de plus philosophe, ne souffrit pourtant pas une seconde de plus que sa belle-sœur? Pourquoi moi qui par mon âge suis censé avoir un pied dans la fosse, ne suis-je pas expédié avec plus

(*) Celui-là a connu tout l'enfer qui consuma Clément XIV vivant; et on ne lui laissa pas même la goutte de consolation de *fra-Francesco*: Ses domestiques le quittaient un à un et sur le moindre prétexte ; il avait beau les combler de bienfaits et de bons procédés ; ils semblaient ne prendre du service auprès de lui, que pour faire peu à peu le vide dans sa retraite. « Que vous ai-je donc fait, leur disait-il chaque fois, pour me quitter ainsi ? En quoi avez-vous eu à vous plaindre de moi?—Dieu nous garde de nous plaindre de vous! lui répondaient-ils; nous n'aurons jamais de meilleur maître; mais notre curé nous dit qu'avec vous nous ne pouvons pas faire notre salut. » — Et ils n'auraient jamais consenti de gagner leur salut, au moyen d'un crime, ces braves gens d'Annecy ; ils peuvent être superstitieux, mais ils ne sont nullement fanatiques.

de sans-façon que les jeunes rois du Portugal, qui ont semblé s'appeler un à un dans la tombe, sitôt morts que couronnés, jusqu'à ce qu'enfin le peuple, à qui rien n'échappe, ait intimé à Loyola de ne plus continuer son œuvre, et rendu la police et les ministres responsables de la mort de leur jeune et nouveau roi devenu tout-à-coup le dernier de sa race ?

» Au lieu de cet empoisonnement lent et goutte goutte, est-ce qu'on n'a plus à sa disposition, dans l'officine des rigueurs salutaires, la ressource de morts plus expéditives, avec l'étiquette banale de fièvre typhoïde ou d'anévrisme au cœur; comme il en a été pour l'empereur Nicolas, schismatique, ou pour le prince Albert, obstacle protestant à certain projet avorté? L'égalité devant la mort ne me permet-elle pas de viser si haut, à moi, chétif ouvrier de l'œuvre du progrès, que tant de gens abhorrent? Est-ce pour humilier mon savoir aux yeux de tous qu'on prolonge ainsi et à petites doses les angoisses de cette énigme? Mais il me semble que cette lenteur à sortir son effet est encore plus à la honte du sacrificateur que de la victime, qui en brave l'inhabileté? J'avoue que ma perspicacité est en défaut, non sur la nature de mon mal, mais sur la filière par laquelle il m'arrive. Et je laisse à ceux qui sont moins distraits que moi par la souffrance, d'en surprendre la cause sur le fait ou de la deviner. »

Tel était le sujet de ses conversations ordinaires; lorsqu'un jour, et alors qu'on désespérait le plus de pouvoir s'éclairer à ce sujet, un trait de lumière vint, par un hasard inattendu, pénétrer dans ce chaos de perplexités, dans ce labyrinthe d'effets sans cause apparente.

Je venais d'apprendre que, dans certaines localités, on raffinait le camphre, ainsi que d'autres substances alimentaires et médicinales, côte à côte de la fabrication du sublimé corrosif et des sels arsenicaux ; et cela dans la même usine, avec les mêmes employés, les mêmes moyens de déplacement et de transport, d'emmagasinement et d'emballage. Il paraît en effet que la concurrence a rendu les profits du raffinage du camphre si minimes, pour qui n'a que cette corde à son arc, que, dans bien des endroits, on a associé l'exploitation de ce produit avec la fabrication des sels si délétères de mercure et d'arsenic, sels qui sont devenus des articles d'un grand débit, depuis que la teinture a trouvé le secret d'en obtenir de brillants effets et des couleurs éclatantes.

Le morceau de camphre dont on faisait usage dans la maison de notre souffrant, provenait de l'une de ces usines maudites ; vous touchez presque du doigt maintenant le mot de l'énigme et vous tenez le fil de cette odyssée de difficultés. Notre pauvre victime avait l'habitude d'écraser chaque nuit sous la dent un tout petit grumeau, un grumeau insignifiant de ce camphre, avant de prendre sa gorgée d'eau ; cette habitude lui avait porté bonheur les vingt premières années ; il n'avait aucune raison de s'en départir depuis trois ans. Mais jamais il ne lui serait venu dans la pensée qu'on pût attribuer, à une si petite quantité d'une substance que le raffinage épure, la cause des épreintes, des appréhensions, des défaillances, des intermittences du pouls, des accès de fièvre cérébrale, de ce cortége enfin de tous les maux qui suivait, tantôt immédiatement, tantôt à intervalles plus ou moins éloignés, la prise d'une simple gorgée d'eau. Que sa pensée ne se soit pas portée sur une aussi petite chose, cela paraîtra surprenant à présent qu'on sera mis au courant et sur la voie de l'explication ; et nous sommes les premiers à nous sentir humiliés de ne pas avoir soupçonné que la cause de tous ces maux fût dans l'insouciance des intérêts de la santé publique, pour ne pas dire dans la connivence et la quasi-complicité de la concurrence industrielle, qui ne recule devant aucun élément de gain, dût-elle en être la première victime, avec tout ce qui l'entoure et dans ses plus chères affections.

Quoi qu'il en soit, notre système d'investiga-tion nous était tout tracé, pour évaluer cette révé-lation si inattendue.

On substitua, à l'emploi de ce camphre si bien raffiné en empoisonnement, celui du camphre brut à la même dose ; et dès lors pas le moindre signe, pas le moindre symptôme des déplorables effets que le malade ressentait à chaque gorgée d'eau qui accompagnait primitivement la prise de ce médicament. On reprit le camphre raffiné de cette façon : réapparition de tout le cortége des précédents symptômes. On renonça tout à fait à l'usage de ce camphre raffiné, et peu à peu, d'amélioration en amélioration, la santé primitive revint avec toute la force de la constitution, avec des nuits exemptes de perturbations et de secousses.

Nous soumîmes alors le camphre raffiné de cette provenance à des essais analytiques : On ne s'attend pas, sans doute, que nous y ayons retrouvé des indications mesurables et pesables de la substance vénéneuse ; car, pour obtenir des indications sur cette échelle, il aurait fallu supposer, dans ce camphre, la présence de doses telles, que la première prise aurait dispensé éternellement de la seconde, et que l'effet obtenu ainsi et d'un seul coup aurait immédiatement, sans doute, fourni le signalement de la cause. Cependant ce camphre renfermait des quantités de sublimé corrosif assez fortes pour que l'emploi du cuivre décapé comme précipitant, en rendit la présence appréciable à la vue ; en effet la dissolution alcoolique de ce camphre (et dans un alcool pur comme réactif) abandonnait, çà et là, sur la surface bien décapée du cuivre, en s'évaporant à l'air libre, des taches (tantôt plus grandes, tantôt plus petites, tantôt distantes, tantôt rapprochées) que le frottement rendait blanches et brillantes comme de l'argent, indice d'un amalgame de mercure avec le cuivre. Il est vrai que les dissolutions ferrugineuses sont capables d'enduire le cuivre décapé d'une couche d'un blanc d'acier approchant de l'argent ; mais ce blanc, toujours bleuâtre ou terne, n'acquiert jamais, par le frottement, le brillant de la tache mercurielle ; ensuite ces taches ferrugineuses se rouillent au lieu de disparaître par évaporation, quand on soumet le cuivre à l'action de la chaleur, au-dessus de la lampe à esprit-de-vin. Mais enfin notre dissolution alcoolique était exempte de sels de fer et de la plus grande pureté possible quant au menstrue; et si le camphre avait renfermé du fer, il aurait été taché de rouille, à force d'être resté exposé à l'air et à l'humidité.

Devant cette double démonstration expérimentale et chimique, je restai, je l'avoue, un instant comme abasourdi, dans une espèce de prostration de la pensée et comme dans l'anéantissement du désespoir.

« INFERNALE COMBINAISON, si le fait est intentionnel! DÉPLORABLE INSOUCIANCE, s'il n'est qu'industriel !

Fatalité acharnée après Clément XIV! tu es distancée par cette nouvelle fatalité ; et la longue habileté de tes machinations d'alors n'est qu'une maladresse en comparaison de celle de ces derniers jours. Pour piquer, avec la pointe empoisonnée d'une aiguille, les figues destinées à la table du Pontife, il fallait une main coupable et toujours exposée à être prise sur le fait. Ici point de coupable à découvrir, si ce n'est le droit qu'a l'industrie de prendre ses couleurs où elle veut, pour brillanter les dessins de tes robes, de tes chasubles, de tes mitres, de tes tentures, de tous ces oripeaux sacrés de toute espèce que tu protéges et accables de tes faveurs. Ta haine contre un système ne s'exerçait ainsi à mort que sur le compte de l'industrie. La main qui frappait ne touchait pas celle qui condamnait. Point de coup d'œil significatif, point de signe de doigt ; la machine une fois en mouvement fonctionnait comme la volonté ; elle s'en appropriait la responsabilité personnelle et mettait à néant tout soupçon de culpabilité !

Et pour se venger ainsi d'un homme, en perdant son système, on risquait d'immoler, sur sa tombe, des hécatombes de ceux qui jusque-là s'étaient trouvés si bien de ses indications! C'est infernal! plus qu'infernal! Elle a bien raison, cette fatalité de s'être arrogé le droit de porter à son chef une corne d'orgueil de plus que le diable! car jamais l'enfer n'est parvenu à mettre la responsabilité de ses machinations si bien à couvert, pour tromper les hommes et Dieu lui-même.

Aussi, quel silence avait succédé tout à coup, sur toute la ligne, à la tempête qui, depuis vingt ans, s'est déchaînée presque toutes les semaines contre le système inauguré par l'homme, que, depuis cinquante ans, Loyola ne perd pas de vue un seul instant! Plus de dénonciations médicales contre les braves gens qui se font les infirmiers bénévoles et généreux du nouveau système! plus de piéges pharmaceutiques tendus, dans un but qui excusait les moyens, contre les droguistes bien achalandés et sans méfiance aucune, lesquels, sans s'en douter, étaient signalés par le chaland lui-même, comme ayant vendu au poids médicinal, c'est-à-dire, à quelques centigrammes de moins, la substance la plus inoffensive que l'on pût considérer, sous un jour ou sous un autre, comme ayant un caractère de médicament ! On ne voyait plus, aux vitrines d'étalage, ces figures patibulaires d'individus patentés ou diplômés, qui, désertant leur officine d'apothicaire, s'en vont, de rue en rue, courir la pieuse et la plus lucrative carrière d'espions, furets de la conférence ou de l'œuvre de Saint-Vincent, adeptes du titre de l'eau de mélisse ou du chocolat de santé. En un mot plus d'attaques au palais de justice ou dans les journaux ! plus de bénoits griffonnages à tant le rôle ou à tant la colonne !

A la veille d'un grand événement combiné dans l'ombre, tout semblait dormir à l'entour du système, et la *mer* des tribulations, et les *vents* en robe courte, et *Neptune* aux trois ou quatre cornes.

Mais, dès l'apparition de cet écrit qui doit éventer la mèche, à ce silence, vous allez le voir, va succéder un grand bruit dans l'empire des ombres ; tout va s'y remettre à bourdonner, à battre l'air, à piquer, comme dans une ruche en proie à de soudaines et sourdes agitations. Car la bonne étoile qui veille sur moi dès mon berceau, vient, pour la vingtième fois, de déjouer les plans de la fatalité qui, depuis près de cinquante ans, s'acharne après mon existence, et dont vingt fois, par un simple coup de plume, j'ai déjà paré les coups les plus habiles et réputés les plus sûrs et les plus inaperçus. L'enfer s'est encombré depuis cinquante ans de ses séides ; ils ont passé devant moi comme des ombres fugitives, ces milliers d'enfants du Vieux de la Montagne, tandis que moi, à l'âge de près de soixante et dix ans, je relève encore fièrement la tête pour fixer Dieu dans son soleil. Vous me pardonnerez cet accès d'orgueil et de satisfaction intime, en vous rappelant l'épigraphe de ce chapitre :

Heureux qui des effets découvre enfin les causes !

(SURTOUT QUAND CES EFFETS SONT A PETITES DOSES).

CHAPITRE III.

Gutta cavat lapidem non vi, sed sœpé cadendo (**).

La goutte d'eau qui tombe, use toute existence,
Non par la quantité, mais bien par la fréquence.

Cette longue maladie n'était donc autre chose
qu'un lent empoisonnement, dont la responsabilité
apparente revenait tout entière à l'industrie de la
fabrication, laquelle, rendait, ainsi falsifié et empoi-
sonné, au consommateur, le produit qu'on lui livrait
brut par la forme, mais de la plus grande pureté
au fond; et jusqu'à preuve du contraire, cette falsification délétère pouvait passer pour accidentelle et
exempte de toute intention de malveillance et de
tout caractère de culpabilité. Mais il n'en était pas
moins vrai que le consommateur, recevait de ces
fabrications un poison terrible quoique lent, en retour d'une substance livrée pure et exempte de tout
atome malfaisant. A la place de ces industriels, je

(*) J'aurais pu dire, la révélation de ce FORFAIT ; mais dans un
titre on ne préjuge pas l'accusation.

(**) Ce vers d'Ovide, devenu proverbial, est la traduction littérale
du fragment suivant du poëte Bion, contemporain, dit-on, de Mos-
chus et de Théocrite :

ἐκ θαμινῆς ῥαθύμιγγος, ὅκως λόγος, αἰὲν ἰούσας καὶ λίθος
ἐς ῥωγμὸν κοιλαίνεται.

ne me croirais pas assez puni d'un tel oubli de toutes les précautions les plus vulgaires, en restituant au public le prix du sang si longtemps vicié de la sorte, dans mon impuissance de réparer autrement les longues heures de désespoir et de souffrance que j'aurais vendues au poids de l'or ; et il faudrait être porteur des scapulaires de mon doux *Ghésu*, pour se croire la conscience nette de ces reproches et pour dormir sans cauchemar sur de tels remords.

Quant à moi, je me surprends humilié, autant que devrait l'être le coupable du fait, pour n'avoir pas songé à une culpabilité semblable, pour avoir eu de mon pauvre siècle une idée trop avantageuse et ne l'avoir pas soupçonné capable d'un pareil méfait.

Ce qui tendrait peut-être à atténuer l'impression qui m'est restée de ces événements, et la gravité de cette nouvelle catégorie des reproches que ma philosophie est en droit d'adresser à l'ingratitude de ces derniers temps et aux barbaries de toutes les époques révolutionnaires que j'ai traversées depuis 1814, époque de toutes les trahisons et qui depuis a servi de patron à des trahisons pires encore ; c'est que la science retirera de ce long enchaînement de souffrances un cadre de nouvelles études, et une leçon qui profitera à l'humanité, en mettant désormais chacun de nous sur la voie de la cause de ces sortes de sinistres ; c'est qu'il faudra que la malveillance du fanatisme des idées ou des écus ait recours à une dépense bien extraordinaire de ruses et de combinaisons, pour nous en percer d'un autre de ce genre d'empoisonnements qui sont d'autant plus criminels, qu'ils ont l'air d'être involontaires. Car, lorsque à la suite d'une gorgée d'eau ou de tout autre liquide que chacun autour de soi boit impunément, on se sentira pris de l'un de ces effets que nous avons décrits dans l'histoire de cette longue et cruelle déception, on pensera à ce rien en poids et en volume, à cet atome par sa petitesse si insignifiant, dont la gorgée d'eau n'est que le véhicule.

Or, ces effets varient d'intensité évidemment selon les doses ; et ils pourront ne se représenter qu'à des intervalles éloignés.

Car 1° il est évident que l'altération de la substance alimentaire ou médicinale ne se produisant que par suite des accidents de la fabrication et de la manipulation (ce qui est l'hypothèse la moins odieuse), c'est-à-dire, par l'évaporation de la poussière du produit vénéneux, ou par suite de l'emploi des mêmes ustensiles, des mêmes combustibles, des mêmes moyens de transport, d'emmagasinage, d'empaquetage, etc., etc., il arrivera que l'infection de l'une par l'autre substance n'aura lieu que de place en place, tantôt à telle région de la surface, tantôt à telle ou telle profondeur, enfin à des doses aussi variables que l'est la nature des accidents qui les transmettent ; ensuite que tel jour on se sentira foudroyé au moyen d'une dose qui, tel autre jour, sera restée inoffensive ou n'aura causé que des malaises passagers.

2° Lorsque la dose du poison existera plus forte que

d'habitude dans la molécule par elle-même inoffensive, on tombera en défaillance, ou bien, en proie à des appréhensions, signes précurseurs d'une recrudescence; on éprouvera un désordre général dans la circulation et dans la respiration ; on se croira frappé au cœur et menacé d'asphyxie; le pouls, dans ses intermittences, ne battra plus qu'une espèce de mesure à trois temps (*deux noires, une croche* et *un soupir*); le sang affluera aux artères temporales et à la région du cervelet ; la face s'illuminera et puis se grippera; les yeux s'enfonceront dans l'orbite; un tremblement nerveux agitera les membres, quelque soin qu'on prenne de se tenir en repos, surtout par les temps d'orage, influence à laquelle nul mercurialisé ne saurait se soustraire, et que les anciens appelaient *sideratio* (influence morbide des astres et des perturbations atmosphériques); on sentira comme des boules ou coagulations sanguines et hydatiques qui fileraient entre cuir et chair, dans la direction artérielle, ou comme des courants intermittents dans les embranchements nerveux, surtout dans ceux des membres thoraciques. Toutes les artères battront des nuits entières sur toute la région occipitale. Des mouvements péristaltiques sembleront ramener avec violence la grande contre la petite courbure de l'estomac, ou bien les deux coudes du côlon transverse l'un contre l'autre. Les jambes fléchiront sous le poids du corps, et l'épine dorsale sous le poids de la tête et des épaules; on se sentira entraîné à rester sur le dos et la tête basse. La parole et la mémoire s'embarrasseront dans les appréhensions ou la recrudescence des crises, appréhensions qui, au fond, ne seront que de violentes distractions.

3° D'autres fois la cause du mal se portant tout entière dans le côlon, on éprouvera des épreintes mille fois plus violentes encore que celles qui émanent de l'ingestion des sels de plomb; de telle sorte que le ventre ballonné semblera devoir crever sous l'effort de la météorisation. Si, par le véhicule de la circulation, le poison monte et se fixe dans les voies respiratoires, je ne sache pas d'affections pires du larynx et de la poitrine; si dans le système osseux, on sentira comme un fluide rongeant courir dans la moelle des os.

4° Il restera, de ces crises, une démarche chancelante ou embarrassée, des menaces de vertiges en marchant; une certaine difficulté dans la parole, une conversation distraite et entrecoupée; une digestion lente et la sensation d'une douleur pongitive vers le pylore, toutes les fois que le chyme passera dans le duodénum; quelquefois un engorgement dans les ganglions inguinaux, simulant un obstacle herniaire aux mouvements de la locomotion. Les déjections noires et gluantes excorieront au passage le pourtour de l'anus et y détermineront des écoulements sanguins, et, à la moindre constipation, des douleurs atroces et déchirantes.

5° Ainsi ballotté dans cet océan de souffrances sans secours et sans épaves, l'étude finit par perdre aux yeux du patient tous ses charmes, la société ses attraits, la vie les liens qui nous y attachent même

dans le malheur; et, dans cette longue et lente agonie les yeux ouverts, on appelle la mort comme un
bienfait de la Providence; l'on demande au Ciel
qu'il reprenne le corps avant toute son intelligence,
afin de ne rien enlever de sa dignité à la torture, de
ne pas prêter à rire à la haine, et de pouvoir, comme
l'Indien, noble enfant de la nature, défier fièrement
son ennemi, jusques au coup de grâce, jusqu'au
dernier soupir.

Il sera facile maintenant de se rendre compte des
anomalies qu'on aura à observer dans la marche et
le caractère de ces effets, par les considérations
suivantes :

1° Supposous les grumeaux d'une substance alimentaire ou médicinale imprégnés d'arsenic ou de
sublimé corrosif, par un de ces accidents inévi-
tables à la simultanéité, dans la même enceinte, de
la fabrication de deux ou plusieurs produits, dont
l'un est vénéneux et les autres alimentaires ou mé-
dicinaux : On pourra, pendant quelque temps, prendre impunément de ces sortes de substances, et cela
jusqu'à ce que l'on tombe sur le grumeau empoi-
sonné; et dans ces cas, plus ou moins fréquents, si
le grumeau est susceptible d'être dissous dans l'estomac par l'action du suc gastrique, et que le poison qu'il recèle soit immédiatement mis en liberté,
les effets toxiques se manifesteront dans la panse
stomacale, immédiatement après l'ingestion, par des
soubresauts au pylore et des crudités horribles d'estomac. 2° Si le grumeau ne se dissout qu'au contact
et avec l'écoulement de la bile et du produit de la

vésicule du fiel, et que le poison mis en liberté se répande dans le chyle; dès lors, absorbé par les lymphatiques avec le chyle, son action se reportant tout d'abord sur la circulation, jettera le désordre et la perturbation dans les mouvements du cœur, puis dans les fonctions respiratoires, d'où découleront bien des accidents cérébraux, des menaces d'asphyxie, des crises nerveuses et des mouvements convulsifs, tantôt dans une région, tantôt dans une autre. 3° Si le grumeau ne fond que dans l'organe de la défécation, les symptômes d'intoxication arriveront si tard après l'ingestion de l'aliment ou du médicament, qu'on ne saurait soupçonner la cause de ces effets, ni dans l'une ni dans l'autre de ces sortes de substances, et que l'intoxication sera mise sur le compte des maladies dites si improprement spontanées : De là diarrhée ou dyssenterie; déjections gluantes, noirâtres, corrosives et même sanguinolentes, et dont l'apparition sera d'autant plus effrayante qu'elle sera plus subite et que, quelques instants auparavant, la santé, jusque-là florissante, n'aurait jamais permis de s'attendre le moins du monde à rien de tel.

Jugez par là combien de fois l'esprit d'investigation devra faire fausse route dans l'interprétation de ces phénomènes intimes, qui semblent de la sorte ne se rattacher à rien, dont l'esprit du mal seul tient entre ses mains, pour ainsi dire, les ficelles, pour manœuvrer, sans que nul s'en doute, au gré de ses infernales combinaisons. C'est un abîme pour le patient; c'est ce que Clément XIV appelait un enfer;

enfer qui en a dévoré et en dévorera bien d'autres ici-bas; seul enfer dont la raison admette l'existence, et qu'elle puisse signaler à la vigilance des contemporains : Car bien certainement cette génération ne passera pas sans avoir à jamais fait disparaître les traces de ce gouffre d'ineptie ou de scélératesse; peu importe la qualification, lorsque le résultat en est le même.

CHAPITRE IV.

CONNIVENCE DE LA FATALITÉ SUR CE POINT AVEC LES VOEUX ET LES MACHINATIONS DES PLUS ACHARNÉS ENNEMIS DU NOUVEAU SYSTÈME.

> Anathème, c'est-à-dire, mort aux novateurs !
> GRÉGOIRE XIII.
>
> *Is fecit cui prodest.* Droit romain.
> Est présumé l'auteur a qui le fait profite.

On n'aura certes pas oublié le déchaînement de mensonges et le débordement d'injures qui accueillirent, dès le principe, les succès, qui ne se sont jamais plus démentis, de ce nouveau système de médication, dans le droguier duquel le camphre tenait une des premières places, ainsi que ses succédanés. Qui n'a entendu l'ineptie au front fuyant, au long nez, aux lèvres pincées, au menton rentré dans la cravate et aux yeux saillants près des oreilles, qui ne l'a entendue, sur la même note et avec la même cadence, s'écrier sans rime ni raison : *Le camphre est un poison!* à quoi le bon public répondait, d'un air narquois, en en prisant une bonne dose et en lui tendant la camphretière pour en essayer; —ou bien : *Le camphre rend fou!* et le public de répondre : *Tu as tout à gagner à en prendre, imbécile! Tu monteras du moins en grade.* Qui ne se souvient de ces procès, ridicules à force d'être scandaleux, où le médecin, qui aurait pu tuer, appelait à la barre des tribunaux l'infirmier qui, à l'aide de ce système nouvellement popularisé, avait réussi à ramener la santé, sans en demander ni salaire ni gratitude; et cela, disait l'accusation, pour avoir pu s'exposer à tuer! La loi, répondait-on à l'accusation et au médicastre de là dénonciation, la loi ne poursuit pas les hypothèses, les possibilités, mais les réalités nuisibles; or, dans ce cas, la réalité a été un bienfait, que demandez-vous davantage? — Ce que je demande, répondait, à bout de raison, le médicastre, c'est le prix des visites que vous m'avez fait perdre en guérissant ce client. — Et qui serait peut-être mort, seule hypothèse non réalisée. — Qu'importe, pourvu que j'eusse eu droit à un salaire? — Et à ces mots l'auditoire et les juges mêmes de partir d'un éclat de rire homérique, et le prévenu de s'entendre renvoyé des fins de la plainte; quant au dénonciateur, il n'attendait pas qu'on le renvoyât, à son tour, de quoi que ce fût.

Depuis longtemps ces scènes, devant lesquelles avaient fini par pâlir les plus drôlatiques scènes de Molière, commençaientà manquer à l'amusement du public; et le système avait presque conquis à son profit la formule de *laisser faire* et de *laisser passer*.

D'un autre côté, les lecteurs de la *Revue complémentaire des sciences* n'ont pas encore perdu de vue, sans doute, le défi porté par la nouvelle méthode de médication, aux séniles ou imberbes partisans de l'ancienne médecine, défi qui était conçu en ces termes : « Nous nous engagerons, vous et moi, à prendre chaque jour les médicaments qu'un mois avant

ce défi, chacun de nous avait l'habitude d'ordonner
à ses malades ; et je vous réponds que, dans un an,
je serai le seul survivant de ceux qui auront accepté
ce programme. »

Ce défi ne fut accepté par personne autre que
nous.

On doit comprendre, maintenant, avec quelle infernale et pieuse astuce la fatalité se préparait à
piper les dés, et comme, sous son inspiration, la
vieille médecine se serait hâtée d'accepter désormais le pari, elle qui aujourd'hui substitue petit à
petit, à son vieux jargon, le langage si logique et
si rationnel du nouveau système et qui cherche à
remplacer chaque jour son droguier de poisons selon la formule, par les simples prescriptions de nos
succédanés. Du reste si la vieille médecine avait
accepté, par un dépit imprudent, ce pari dans ses
anciennes conditions, la fatalité occulte, cette fée
ignoble de l'empoisonnement, avait ainsi tout disposé, pour que le parieur, dont depuis cinquante
ans bientôt elle a vainement voué la tête à ses
Euménides, fût resté sur le carreau, en même
temps que les imprudents dont elle sait faire li-
tière, ou que les pieux adeptes de son bord, qu'elle
ne se fait pas faute de sacrifier par escouades et ca-
tégories, dès que le but à atteindre lui paraît excuser
le moyen indiqué.

Un beau jour, que la fatalité se chargeait de
fixer ultérieurement, le camphre préconisé comme
un bienfait d'un bout du monde à l'autre, devait se
trouver enfin atteint et convaincu d'avoir rendu

fou, de la même folie que les figues, piquées à la pointe d'une aiguille, causèrent à Clément XIV; fou comme le deviendrait l'homme qu'on grillerait sur un brasier ardent, et dont le feu consumerait les os même avant la peau. Le camphre, dont un atome avait procuré jusque-là deux heures d'un sommeil calme et réparateur, perdant du coup toutes ses belles propriétés constatées par vingt ans de succès non interrompus, devait, un beau jour, apparaître digne de toutes les malédictions qu'il avait jusque-là refoulées dans la gorge des imbéciles; il devenait d'un coup pire que l'arsenic s'il était administré à l'intérieur, et pire que le manteau de Déjanire par ses applications à l'extérieur.

Quel *hosanna!* quel *alleluia!* Ce triomphe de notre sainte religion n'aurait-il pas défié la palette de tous les Rubens de la terre et la plume de tous les Nonotte, Patouillet et Fréron, de toutes les langues enfin qui descendent du ciel sous forme de larmes de feu et de joie! Enfin Dieu aurait exaucé les vœux de toutes ces belles âmes, même de celles que le malheur des temps avait forcées, faute de mieux, de recourir à l'arsenal du mécréant, afin de réparer de la faculté l'irréparable outrage! Le temps des miracles revenait sur la terre! Dieu changeait le miel en amertume, l'or en plomb, le pain en caillou, l'antidote en poison, pour envelopper, dans la même condamnation, l'auteur et les partisans d'un système qui jusque-là avait défié l'enfer, et procuré à Dieu un million de bénédictions de plus que le miracle de la Salette n'avait provoqué d'impies éclats de rire!

L'auteur, ou le révélateur d'un tel sujet de joie, parmi le peuple des élus, aurait passé, en quelque jour, et par tout autant de tours de faveur de la part de la grâce efficace, de la *béatification* à la *canonisation*, jusqu'aux portes de l'immortalité céleste, avec dispense d'y entrer, si ce n'est à l'heure de sa mort; car, *item*, si saint qu'on ait droit d'être, *item*, il fait bon de vivre et de vivre aussi longtemps qu'on le peut.

Heureusement que Dieu est trop digne de son adorable nom, pour vouloir bouleverser l'immense œuvre de sa puissance combinée avec sa sagesse, et que la science, cette seule révélation de Dieu, parvient tôt ou tard à démontrer que les miracles, quand ils ne sont pas des illusions et des effets d'optique, s'expliquent d'eux-mêmes comme une œuvre d'imposture ou de falsification.

Et ce miracle qui couvait dans l'ombre est de cette troisième catégorie : Béni soit le ciel qui nous l'a révélé assez à temps, pour en arrêter les ravages!

Car grâce au ciel, notre bonne fée à nous, nous a toujours fait flairer les dés pipés, dans des paris plus susceptibles encore de tricherie.

Or, elle qui, cinquante ans durant, nous a couvert de son manteau contre des ruses plus infernales encore, en nous permettant de voir bien des choses sans être vu, elle n'irait certes pas, à notre âge de près de 70 ans, démentir, en nous abandonnant, le don qu'elle nous fit en naissant, de l'instinct du bien et de la double vue dans les sentiers du mal.

Mais la fatalité, qui se croyait sur le point de

triompher du novateur en falsifiant son système, et ne reculait pas devant la pensée d'avoir à immoler des hécatombes de victimes humaines avant de parvenir à le frapper du dernier coup, ne se doutait pas que cette infernale combinaison et bien d'autres avaient été prévues, et que le nouveau système dans les heureuses combinaisons de ses succédanés, avait mis en réserve les moyens de disputer, pied à pied, le terrain aux roueries de ses ennemis et de déjouer leurs coups les plus perfides.

Ainsi depuis longtemps on pouvait remarquer çà et là, en certaines localités, que le succès, jusqu'alors non démenti, de certaines de nos prescriptions ne suivait plus, avec la même infaillibilité, leur application habituelle; que certaines plaies, par exemple, traitées en certain pays, se creusaient, au lieu de se cicatriser, dès le premier jour, sous une couche de pommade camphrée, et qu'elles semblaient ainsi présenter le caractère de plaies déterminées ou entretenues par l'usage des préparations rongeantes et phagédéniques de mercure ou d'arsenic. Mais en ces cas d'origine problématique, le nouveau système avait la ressource de virer de bord à son tour, en traitant ces plaies rebelles par l'eau quadruple et le goudron; et le traitement reprenait dès lors son cours habituel; il retrouvait toute son efficacité et sa puissance en tournant l'obstacle qu'une cause occulte venait de placer sur sa voie.

L'alcool camphré de la même provenance outrepassait-il le but? On le remplaçait par *l'eau de toilette* dont la recette, si souvent demandée, a été chaque fois si rigoureusement refusée, afin de faire perdre la piste à la fatalité qui préside aux falsifications criminelles.

Car enfin la panacée du nouveau système ne réside pas dans une seule substance, mais dans l'intelligente et inépuisable combinaison des substances qui forment le grand droguier de la nature, grand casier aux mille cases où la physiologie expérimentale indique, comme du doigt, l'antidote spécial au mal dont l'analogie a signalé la cause à l'esprit d'observation. Que la fatalité ne perde donc pas de vue, que, contre toutes ses ruses, nous avons toujours nos réserves.

CHAPITRE V.

MESURES PRÉVENTIVES A LA SUITE DE CETTE TERRIBLE RÉVÉLATION.

> *Prévenir vaut mieux que réprimer.*
> *Le Réformateur.*

On nous rendra bien la justice de croire que nous ne soyons pas resté longtemps étourdi sous le coup d'une révélation aussi inattendue, et que nous ne nous soyons pas reposé sur l'idée de notre bonne conscience, pour nous laver les mains de la complicité de semblables forfaits ; car nous ne trouvons pas un autre mot, même en cas qu'on ne doive les classer que dans la catégorie des imprévoyances.

Notre position, il est vrai, était des plus critiques et sans précédents capables de nous éclairer sur la marche que nous avions à suivre en pareille circonstance. Par une prompte et subite publicité, accordée à un méfait peut-être confiné dans une localité restreinte, nous nous serions exposés à donner l'alarme, sur toute la ligne, aux partisans et applicateurs timorés du nouveau système, et à déverser, sur certains établissements, exempts de blâme à ce sujet, la haine et le discrédit qui reviennent de droit aux établissements qui peuvent avoir à se reprocher un délit semblable. Cependant d'un autre côté, chaque perte de temps était grosse d'une multitude de calamités nouvelles. La circulation commerciale

va vite ; il fallait aller encore plus vite, si l'on voulait
en arrêter le cours. Le coup qui me frappait, et dont
le contre-coup pouvait malheureusement frapper
bien d'autres, je n'en avais jamais reçu d'aussi violent ; mon accablement ne pouvait être plus profond
à la vue de tant de maux à qui mon nom allait servir de couvert.

Mais la fibre d'un honnête homme ne reste pas
longtemps relâchée, en présence du péril d'autrui ;
et d'un autre côté le cœur a aussi son génie in-
ventif.

Je pris aussitôt la précaution de faire remplacer
provisoirement, dans la localité suspecte de cette
falsification odieuse, le camphre raffiné par le
camphre brut, et de ne plus nous adresser, pour
en faire raffiner du nouveau, qu'à des fabriques
exemptes de tout mauvais voisinage.

C'est le 15 février 1863 que le fait de la falsification nous était révélé ; et dès le 19 février, j'adres-
sais aux autorités locales, la lettre suivante, dont
copie était expédiée le même jour au parquet de
ces circonscriptions ; j'espérais ainsi couper court
au mal, par un avertissement officiel qui devait dis-
penser d'une poursuite judiciaire :   .

Monsieur,

Je viens d'apprendre de source certaine que, dans l'enceinte de la ville même, et sans doute dans beaucoup
d'autres centres de la population, les mêmes établissements
industriels se livrent simultanément à la préparation du sublimé corrosif (*deutochlorure de mercure*) et à celle de diverses
substances alimentaires et médicinales (dans la même en-

ceinte, à des étages superposés ou dans des ateliers contigus) alors que l'administration prend tant de soin de reléguer loin de la ville des fabrications qui n'ont à se reprocher que de répandre dans l'atmosphère quelques odeurs plus désagréables que nuisibles. »

On recule presque d'horreur, monsieur, devant la perspective des conséquences, qu'est en état d'engendrer un pareil état de choses : car il est impossible d'abord que les substances alimentaires et médicinales ne sortent pas de ces établissements, imprégnées de sub imé corrosif (sel si délétère même en quantité infinitésimale), et cela par suite : 1° de l'évaporation (*) ; 2° des hasards de la manipulation : 3° des mutations dans le personnel des ouvriers ; 4° du transport et du déplacement des marchandises ; 5° enfin de l'identité ou de la similitude des divers appareils ; car je n'ose pas faire entrer dans ces considérations. la part de la malveillance.

Il est impossible en outre que les vapeurs émanant de la fabrication en grand du sublimé corrosif n'atteignent pas les divers quartiers de la ville qui se trouvent sous le vent de ces établissements, pour y porter, comme en épidémies, une foule d'affections phlegmoneuses, dont le diagnostic déjoue ensuite la sagacité du praticien le plus exercé.

Vous penserez sans doute avec moi, monsieur, qu'il est de la plus grande urgence de faire cesser sur-le-champ un danger semblable qui menace à chaque instant la salubrité. non-seulement de la ville, mais encore de tous les centres de population qui offrent des débouchés à l'écoulement de ces produits : *Salus populi suprema lex esto et mihi excusationi sit.*

J'ai l'honneur, etc.

F. V. RASPAIL.

Le 23 février, j'étais informé que l'autorité venait de transmettre ma lettre à qui de droit ; et

____

(*) On appelle en meunerie *évaporation* la poussière soulevée par le mouvement des meules et du bluteau.

plus tard j'appris que c'est aux *conseils d'hygiène publique et de salubrité* que la question avait été soumise. J'ignore le parti qui aura été pris à cet égard; mais je ne doute pas un seul instant que l'administration faisant la part des circonstances atténuantes, qui ont leur base dans l'ignorance ou la légèreté des déterminations, n'ait cherché à concilier les intérêts de la salubrité publique et privée avec ceux de l'industrie engagée dans une si fausse voie; et qu'à la suite et définitivement l'alimentation et la médication ne courent désormais plus aucun risque d'être empoisonnées par le contact ou le voisinage de produits purement industriels. Enfin la publication de cet écrit viendra sans doute en aide à la vigilance de l'administration, pour couper court au retour d'un état de choses, dont maintenant rien ne saurait plus atténuer la culpabilité.

CHAPITRE VI.

AUTRES MÉFAITS INDUSTRIELS DE CE GENRE.

Uno avulso, non deficit alter.
Virg.
On en déracine un, il en repousse un autre

La liste de ces méfaits se grossit tous les ans, ainsi qu'on peut le voir dans chaque édition nouvelle du *Manuel annuaire de la santé*; car bien loin de se corriger par nos avertissements, l'industrie semble s'ingénier à mériter de nouveaux reproches : 1° Il n'y a pas deux ans qu'une jeune personne, ayant ouï dire que rien n'était bon comme le chocolat de telle provenance et annoncé chaque jour, en lettres monstres, sur la quatrième page des journaux, se mit à faire usage de celui-là à l'exclusion de tous les autres. Quelques jours plus tard elle se sent prise de maux de gorge d'un caractère grave ; la déglutition devenait de plus en plus douloureuse, et la respiration difficile ; les gencives enflèrent et durcirent d'une manière alarmante, tellement que les mâchoires paraissaient ankylosées, par suite de ces exostoses. « Mais le sublimé corrosif a passé par là ! m'écriai-je, » et nous nous rejetâmes, en cherchant l'origine de cette complication, sur la présence, dans la chambre à coucher, d'un animal récemment empaillé, que nous soupçonnions avoir été préalablement lavé au deutochlorure de mercure. Nous acquîmes plus tard

la certitude que l'empailleur était parfaitement innocent de ce méfait, vu que depuis longtemps il
avait complétement abandonné l'ancien mode arse-
nical d'empaillage, pour adopter exclusivement celui du *Manuel* par l'aloès. Mais ce dont on ne se
serait jamais douté, c'est ce que ce chocolat provenait d'une usine de produits chimiques, où la fabrication du chocolat s'opère immédiatement à un
étage au-dessous des pièces où l'on fabrique des
sels mercuriels et arsenicaux. Or, on sait assez que,
dans les usines construites sur une grande échelle,
les planchers ont si peu d'épaisseur qu'ils en sont
souvent à claire-voie ; en sorte que, dans cette localité, des deux fabrications superposées, la plus éle-
vée tamisait sa poussière sur les produits de l'étage
inférieur, et que la substance alimentaire devait recéler ainsi dans son sein, tantôt sur un point, tantôt sur un autre, des doses fabuleuses d'arsenic ou
de sublimé corrosif.

2° Il est un autre genre de fabrication, où le poison se mêle à l'antidote et à l'aliment, atome par
atome, pour ainsi dire : c'est celle qui est consacrée
à la pulvérisation des diverses sortes de substances
alimentaires et médicinales. Là, on a vu pulvériser
successivement le poison et l'aliment à la même machine, qu'on avait eu soin, à la vérité, de bien net-
toyer, chaque fois, avant de s'en servir de nouveau ;
comme si le nettoyage le plus minutieux pouvait arriver jusqu'à enlever certaines parcelles qui, pour
être inapercevables, n'en sont pas moins délétères,
prises à l'intérieur. Mais qui ne conçoit que, même

broyées séparément et dans des machines uniquement affectées à chacune d'elles, le danger des mélanges n'est pour cela nullement conjuré? Car qu'il arrive qu'un sac de poudre vénéneuse vienne à crever ou même à se déplacer, cela suffira pour que tous les autres produits voisins s'imprègnent de cette poussière, sans que l'œil le plus exercé puisse s'apercevoir du mélange, même en grande quantité, si la couleur des poudres est identique.

Voyez-vous d'ici les ouvriers de ces usines, enfarinés chacun de la poussière de leurs produits spéciaux, s'époussetant ensuite par leurs frôlements mutuels et circulant sans cesse dans le voisinage les uns des autres ; et demandez-moi si Canidie aurait désormais beaucoup de génie du mal à déployer, dans la combinaison de ses connaissances toxiques, pour mêler impunément, selon ses besoins, le poison au breuvage ou à l'aliment ; et si Borgia, Loyola, Diana, Tambourini, Filoucius, Escobar, Malagrida et *tutti quanti* de ces pieux exécuteurs d'œuvres saintes, dont les noms seuls à prononcer faisaient douter Pascal qu'ils fussent chrétiens, si ces tueurs (au nom de Jésus) des tyrans de la patrie ou de la pensée, ayant désormais à leur disposition de tels moyens, garants de toute impunité, seraient assez sots pour s'exposer au danger de changer de place des bouteilles, de piquer les figues de Clément XIV, d'armer du poignard régicide la main des Damiens, des Ravaillac, etc.? Ils n'auraient plus aujourd'hui qu'à ordonner, pour pénitence ou pour recommandation, de s'adresser de préférence à telle ou telle maison, comme étant tenue par des gens qui pratiquent, tandis que tous les autres établissements appartiennent à des libres penseurs ou à des mécréants. Et le progrès de l'industrie deviendrait ainsi, sans s'en douter le moins du monde, le plus puissant auxiliaire des coupables espérances du fanatisme de la morale facile qui gangrène la société d'aujourd'hui.

Honneur vraiment donc à vous, mes braves contemporains, qui progressez de la sorte; et qui, pendant que je sacrifie toute mon existence à inventer de nouveaux moyens de médication et de salut contre les causes naturelles de maladies, vous ingéniez à augmenter le nombre des causes artificielles, sauf à être les premières victimes de vos inventions! Que les sauvages sont à plaindre de ne pas partager encore les bienfaits de votre civilisation industrielle!

Ce qui pourrait sans doute vous excuser de ne pas soupçonner le mal que vous faites, ce serait que vous ne voyez pas les effets de vos produits, n'étant pas sur les lieux qui vous ouvrent des débouchés. Mais d'un autre côté, ce qui devrait vous rendre inexcusables, c'est que vous ayez des yeux pour ne pas voir que vous et les vôtres devez éprouver, d'un jour à l'autre, ce que vous faites éprouver de tortures à ceux qui vous achètent à beaux deniers comptants ces poisons enveloppés, pêle-mêle, avec l'antidote ou l'aliment.

Car dans telle usine, il arrive chaque jour que le cadet des enfants languit pendant que l'aîné expire,

que les contre-maîtres s'émacient, que les ouvriers se
suivent les uns les autres à l'hospice ; en sorte que
le personnel chaque jour renouvelé par le rempla-
cement des malades, présente toujours l'apparence
de la plus belle santé. Qu'importe en effet que la
fortune arrive sur les ailes de la mort, pourvu qu'a-
vant de mourir, on ait le droit de se flatter d'avoir
fait fortune ! Un jour d'opulence, et puis mourir
muni des secours de notre Sainte Religion ! quel bonheur sur cette terre, où tant de gens s'agitent sans
pouvoir joindre tout aussi vite autre chose que le
second de ces deux bouts !

CHAPITRE VII.

A QUI DONC S'ADRESSER, POUR FAIRE CESSER L'ANARCHIE QUI RÈGNE DANS LA FABRICATION DES SUBSTANCES NUISIBLES A LA SALUBRITÉ PUBLIQUE.

Séparons l'ivraie du bon grain.

Voilà bientôt vingt-cinq ans que ma vie tout entière se passe à chercher les moyens de vous préserver ou de vous sauver des maux qui abrégent la vie en la torturant. J'étais parvenu à conjurer presque toutes les causes naturelles à moi connues, par les précautions que je vous indiquais chaque année dans le *Manuel annuaire de la santé,* aux chap. III § 5 et IV; et à vous apprendre à réparer tous leurs effets, pour peu qu'ils fussent réparables, et que, dans leurs ravages, ils laissassent encore prise à la médication. Les causes artificielles et industrielles, les sources manufacturières de l'empoisonnement, je croyais les avoir assez bien signalées à tous, pour qu'on eût le bon esprit de les faire disparaître, chacun de son côté, et de remplacer, dans les arts et l'industrie, par un équivalent inoffensif, le poison jusque-là si malheureusement employé.

Ma récompense, je ne l'ai jamais espérée ni obtenue que de ma conscience. De votre part, et par suite de votre adage *laissez faire et laissez passer,* je n'ai reçu que toutes les éclaboussures de la persécution et de l'outrage, et souvent tout le poids des plus iniques condamnations. Quand le moment venait de me défendre, je me trouvais seul en face de l'ennemi. Que de fois j'ai retrouvé ceux que j'avais le mieux soignés, marchant contre moi (pacifique chercheur sans bannière), dans les rangs de mes plus acharnés ennemis, en criant : « *Crucifige*; car c'est un ennemi de la famille et de la propriété »; et il m'arrivait souvent de voir, au nombre de ceux qui criaient le plus fort cette imprécation et ce mot d'ordre, tel banqueroutier que mes soins gratuits avaient tiré d'un bien mauvais pas, lui, sa propriété et sa famille.

Où et quand ai-je trouvé l'ombre d'un peu d'aide et de secours contre cette horde d'apothicaires qui se jetaient de toutes parts en travers de mes efforts, soit pour décrier mon système en le calomniant, soit pour en faire argent et marchandise en le falsifiant ou l'empoisonnant? Et alors que jadis, sous les auspices de la royauté déchue et sur les ordres secrets de la société occulte aux mille pieuses rouéries, un bataillon serré d'incapacités diplômées s'est rué, de tous les coins de la France, contre un système qui semblait devoir léser leurs intérêts, par cela seul qu'il guérissait vite et à peu de frais, qui de vous s'est levé pour me défendre contre ces mirmidons? chose pourtant qui était si facile, qu'un seul coup de ma plume, mieux qu'un manche à balai, a suffi pour reléguer toutes ces saletés au coin des ordures de la civilisation moderne et dans le panier aux oubliettes du ministère qui les avait rassemblées ?

Or, vous en ai-je jamais voulu de ces torts de votre éducation ou de ces nécessités de vos positions respectives? Malades, ou vous trouvant dans l'embarras sur telle ou telle question qui intéressait vos intérêts, vous n'avez jamais rencontré ma porte fermée, quand vous veniez y gratter. Mais une fois mes juges ou mes jurés, il n'y a pas de condamnation assez sévère que vous n'ayez été toujours prêts à prononcer contre moi, et il n'y a pas de scélérats assez dégradés à vos yeux, dans la voie du crime ou de la politique, que vous n'ayez pris soin de m'infliger pour compagnons ou plutôt comme artisans de mon infortune.

Eh bien, là où vous me plongiez, j'ai tâché de faire le bien comme parmi vous; et mes soins et mes conseils ne vous y ont pas plus manqué de loin que de près; tandis qu'autour de moi les pauvres coupables tendaient à s'améliorer, et que les sbires et espions seuls, toujours plus dépravés, prenaient un lâche plaisir d'ajouter encore des rigueurs secrètes à la vindicte qui me frappait. Il est vrai que toutes ces rigueurs, si froidement calculées qu'elles fussent, n'arrivaient pas jusqu'à la seconde semelle de mes souliers; car si elles avaient fait mine de monter plus haut, d'un coup de talon ou de poing j'étais homme à les assommer sur place; et la conviction que j'étais capable d'employer cette dernière raison de l'offensé m'a sauvé, si ce n'est une bonne fois pour toutes, du malheur d'avoir à exécuter la menace ; et de cette fois le misérable se souvient encore, je vous assure. A part cette circonstance, ma plus douce consolation était de penser que, pendant qu'on s'ingéniait, dans les ténèbres, à me faire souffrir, chacun ne s'en montrait pas moins, au grand jour, docile à ma voix pour se préserver ou se guérir de la souffrance. On commençait à se garantir de l'empoisonnement, en renonçant (dans l'économie domestique et dans le domaine de l'industrie, des arts et du commerce), à tout ustensile ou ingrédient suspect de recéler une quantité quelconque de combinaisons saturnines, arsenicales et surtout mercurielles. On renonçait déjà au vermillon, au vert de Schéele, à la céruse, etc., que l'on remplaçait par des équivalents moins brillants peut-être, mais du moins inoffensifs. J'allais toucher au faîte de l'édifice que j'élevais à tant de frais, et obtenir le plus grand, le plus désiré de mes succès, en me voyant enfin remplacé, dans mes fonctions d'infirmier, par tout le monde.

Mais le diable bicornu et son digne vicaire tricornu, Lucifer en un mot et Loyola, ces Rétiaires (*) de l'arène du progrès moderne, ne se relâchent jamais de leurs prétentions demi-séculaires et du vœu qu'ils ont fait de me prendre dans leurs filets (aux mailles invisibles si ce n'est pour les yeux de la foi), afin de me donner le coup de grâce, sans que je m'en doute.

Car à l'instant où, sur toute la surface de la terre, l'art, que j'avais inauguré, de préserver sa santé, avait acquis une popularité telle, qu'aucun système de

(*) Gladiateurs armés de filets (*retia*) pour prendre leurs adversaires comme des poissons et les enfourcher comme des carpes.

médication n'en a obtenu de mémoire d'homme,
et tandis que les empoisonnements criminels étaient
sur le point de devenir impossibles, à la suite de la
disparition des poisons industriels, et faute d'avoir
à leur disposition les corps du délit relégués désormais à l'état fossile ; tout à coup par un revire-
ment de l'enfer d'ici-bas, le brillant génie de la
coquetterie se met à faire miroiter aux regards fasci-
nés de la mode, le prisme des plus éclatantes couleurs. — « Il me les faut, s'écrie la mode à la vue de
ces merveilleux effets. — Je ne puis les reproduire,
répond l'industrie, qu'à l'aide des deux plus terribles
poisons que l'hygiène populaire vient de m'arracher
des mains (l'arsenic, puis le mercure, voire même
son deutochlorure, le sublimé corrosif, ce sel qui
frappe comme la foudre à une dose si minime qu'on
ne saurait la voir). — Périsse la santé plutôt que
mon triomphe ! s'écrie la mode ; frapper les regards
du même trait que sa propre santé, cet instant fugi-
tif vaut un siècle. »

Et dès ce moment le commerce joue avec l'arsenic et le sublimé corrosif, comme avec la mélasse
et la potasse ; on les fabrique à côté de la cuisine
et de la salle à manger; on les combine, les triture,
les pulvérise côte à côte avec la gomme et le cacao;
on les dissout dans les cuves et chaudières tinctoriales qui, en débordant par ébullition, les déver-
sent dans les ruisseaux, les puits, les égouts et les
rivières, et, par évaporation, en vicient l'atmosphère
à dix lieues à la ronde ; et le poison arrive ainsi à la
santé publique par le véhicule des eaux potables,

des aliments ou médicaments assimilables, de l'air respirable ; et enfin à la suite surviennent les calamités publiques sous toutes les formes de la mort : *épidémies de toux et quintes opiniâtres, angines couenneuses, phthisies laryngées, fièvres typhoïdes, ulcères rongeants, apoplexies foudroyantes,* etc.

Et l'industrie ramène ainsi avec éclat les époques les plus funestes à la santé publique, mais les plus florissantes pour le commerce de la médecine, de la pharmacie, de la fabrique paroissiale et de l'administration des funèbres convois.

Dansez, enfants, aux sons d'une brillante musique ; les fleurs qui couronnent vos fronts et parent vos corps de leurs guirlandes ont eu pour germe la mort que vous portez au cœur. L'esprit du mal, de ses deux doigts sacrés, applaudit à vos pompes et à vos fêtes ; le canon qui dépeuple les populations agricoles et industrielles de l'Europe ne va pas aussi vite en besogne que le poison élaboré pour alimenter vos plaisirs. La population a l'air d'augmenter à ses yeux dans une proportion qui déjoue ses calculs. Maltus marchait dans cette voie par des conseils préventifs ; lui ne recule jamais devant les moyens répressifs. Que tout ce qui est fort de corps et d'intelligence, hardi et dévoué succombe ; ce qui restera de faible n'en sera que plus docile à la croyance aveugle et à l'obéissance passive qui caractérise le troupeau : *unus pastor! unum pecus! et unum ovile!* (un seul pâtre, un seul troupeau et une seule écurie pour tout le monde !) Adage séculaire écrit en lettres d'or sur le fronton du portique du

Ghésu, et infiniment poli, que vous en semble, pour tout le monde, *urbi et orbi*.

Mais quoi! enfin serait-il vrai? Vous vous raviseriez; et vous penseriez qu'une longue vie vaut mieux qu'un beau diamant ou un beau châle, et qu'il y a folie à vouloir vivre si peu pour ne briller qu'un instant d'un éclat sans pareil; et vous allez m'inviter à mettre fin à ces mortelles extravagances. Je vous demanderai alors de m'indiquer à qui je pourrais m'adresser dans ce but?

1° A L'AUTORITÉ? Mais l'autorité la plus active et la mieux intentionnée n'a-t-elle pas presque toujours, dans les grandes occasions, les mains liées par la mollesse, l'insouciance ou même le faux intérêt de la plupart de ses agents?

2° AUX COMITÉS OU CONSEILS D'HYGIÈNE ET DE SALUBRITÉ PUBLIQUE? Je suppose qu'ils ne sont plus composés aujourd'hui de ces créatures improvisées en 1815, sous la terreur des Cosaques; de ces espèces de verdets de sacristie, aussi lâches et hypocrites qu'incapables et vindicatifs, et qui, dans les louables efforts que j'aurais tentés pour les éclairer, n'auraient vu qu'une occasion de me faire tomber dans un piége et de retourner mes conseils en accusations contre moi. Mais enfin ces comités d'un personnel restreint, fatigués et ennuyés de travaux quelquefois sans intérêt, obligés de se diviser et subdiviser en commissions et sous-commissions, pour les besoins du service, et de s'envoyer et se renvoyer les diverses faces de la question, afin de ne pas empiéter sur les attributions les uns des autres, ces comités ne peuvent procéder que sur dénonciation, et à la suite d'une accusation, ce qui fait qu'ils n'interviennent le plus souvent que lorsque tout est consommé et que le mal est devenu sans remède.

3° A LA PROFESSION MÉDICALE sous telle ou telle forme? AUX FACULTÉS, par exemple? Mais les Facultés professent le passé et ne s'occupent nullement du présent.

AUX ACADÉMIES? Elles jacasseraient contre nous pendant deux mois, avant d'avoir consacré un seul instant à l'état de la question et à l'examen de la chose.

A certaines ASSOCIATIONS RÉGIONALES, espèces d'académies borgnes et illégales, moins occupées des intérêts du public que de leurs intérêts professionnels et pécuniaires, je veux dire du soin de se créer des malades et de poursuivre en dommages-intérêts quiconque aurait la témérité de leur en soustraire un seul par une guérison gratuite? Qui ne sait que la plupart de ces réunions d'individus sont moins des associations civiles que des conférences religieuses de Saint-Vincent-de-Paul, pour la répression de la libre pensée et la surveillance occulte des libres penseurs?

Quant à ce qui est du droguier, elles nous renverraient à la *pharmacie*; et quant à ce qui est des substances alimentaires suspectes de falsifications vénéneuses, au *conseil de la salubrité.*

4° AUX ASSOCIATIONS PHARMACEUTIQUES? Ce sont les dignes et ferventes sœurs des associations médicales; plus illégales encore, plus contraires à la loi sur les coalitions que les premières et mille fois plus tracassières. Elles s'abritent sous le couvert de Saint-Vincent-de-Paul plutôt que sous l'égide des lois.

Je vais vous étonner peut-être en énonçant tout ce qui va suivre, à savoir : qu'on devrait en considérer les membres comme s'étant dénationalisés et comme ayant perdu leur qualité de Français, s'il est vrai, comme ils permettent de le croire ou comme ils s'en vantent ouvertement, qu'ils aient prêté serment de fidélité à une organisation occulte dont le chef despotique réside à Rome : Car ils sont dès lors affiliés à une société flétrie, condamnée au bannissement ou à l'abjuration de ses abominables doctrines, non-seulement par tous les gouvernements du milieu du xviiie siècle, mais surtout par les mémorables arrêts qu'ont formulés nos parlements en 1762, arrêts rendus exécutoires par la sanction royale en 1764, et que notre grande et immortelle révolution sociale et philosophique de 1789 a confirmés et au delà, en sécularisant les moines et les obligeant à prêter serment à la constitution.

Or, les adeptes de la société qui organise à notre barbe, et sous nos yeux, grâce à l'insouciance publique, ces conférences conspiratrices sous mille formes différentes, s'engagent à ne reconnaître d'autre forme de gouvernement que celle qui siége au *Ghesu* de Rome, et, en cas de conflit, à n'obéir qu'à ce supérieur; à obéir comme un cadavre qu'on pousse du pied, *sicut cadaver;* en abdiquant leur propre volonté, leur judiciaire, leur aptitude à raisonner ; en sorte que, dans le cas d'un ordre de là - bas , ils devraient sans hésiter être prêts à marcher sur le corps de leurs proches, voire même de leurs pères; ou, comme les assassins du Vieux de la Montagne, à immoler à leur foi leurs enfants, à plus forte raison leurs souverains, ainsi qu'en ont donné l'exemple Abraham, Jephté et saint Ravaillac. S'il en est ainsi que je vous le dis de pareilles sociétés, nous devons les conspuer au nom de toutes nos lois, comme entachées de l'infamie qui a flétri la société mère. S'il en est autrement, qu'elles repoussent ouvertement ces doctrines, leurs auteurs et propagateurs; qu'elles se constituent sociétés françaises sous l'égide unique et sous la surveillance de l'administration. Autrement nous avons droit de tenir tous leurs membres, je le répète, comme s'étant dénaturalisés, c'est-à-dire, dénationalisés; comme indignes de porter le nom français ou celui de toute autre société civile. Que ceux donc d'entre eux qui n'y avaient pas réfléchi y avisent et reviennent aux vrais principes de 89; quant aux autres, chacun sait maintenant ce qu'il faut en attendre dans leur spécialité ; et demain, et dès qu'ils auront lu cet écrit, ils vous le feront savoir par le déchaînement de leurs colères.

Quant à ce qui concerne les devoirs de leur profession pharmaceutique, il en est peu qui ne se mettent pas sciemment, publiquement, et comme par flagrant délit de chaque jour, en opposition avec les lois sur lesquelles est basé le monopole de leur diplôme. Car par toutes les lois complémentaires de celle du 21 germinal an **XI**, il est ordonné au pharmacien de se contenter d'exécuter les ordonnances du médecin ; il lui est défendu de rien vendre sans ordonnance, et, sous peine de perdre son monopole, de se livrer à un autre commerce que celui pour lequel il lui a été délivré un diplôme ; le premier de ses devoirs étant de ne jamais s'absenter de son officine, si ce n'est dans des circonstances relatives à l'exercice de sa profession (*).

(*) L'art. 32 de la loi des 21 germinal et 1er floréal an xi (11 et 21 avril 1803) qui règle la matière, est ainsi conçu :

« Les pharmaciens ne pourront livrer et débiter des préparations médicinales ou drogues composées quelconques, que d'après la prescription qui en sera faite par des docteurs en médecine ou en chirurgie, ou par des officiers de santé et sur leur signature ; ils ne pourront vendre aucun remède secret. Ils se conformeront, pour les préparations et compositions qu'ils devront exécuter et tenir dans leurs officines, aux formules insérées et décrites dans les dispensaires ou formulaires qui ont été rédigés ou qui le seront dans la suite par les écoles de médecine. Ils ne pourront faire, dans les mêmes lieux, aucun autre commerce ou débit que celui des drogues ou préparations médicinales. »

Or, nos pharmaciens d'aujourd'hui affichent, publient et vendent toutes sortes de remèdes secrets ; ils délivrent et débitent des préparations médicinales sans ordonnance de médecin ; ils font, dans les mêmes lieux que leur officine, toutes sortes de petits ou grands commerces ou débits. Ils violent donc la loi constitutive de leur profession, celle qu'ils invoquent chaque jour contre les droguistes, épiciers et débitants de tout ce qui, de si loin que ce soit, peut avoir quelque analogie avec les attributions de la profession pharmaceutique.

Quelques-uns de leurs talmudistes, il est vrai, les rassurent au sujet de la dernière prohibition de cet article, en prétendant que ce paragraphe, qui leur défend de faire *dans les mêmes lieux ou officines aucun autre commerce ou débit que celui des drogues et préparations médicinales,* ne saurait être considérée que comme un conseil et non comme une obligation, vu que ce paragraphe n'indique aucune pénalité

Or, il vous sera facile, en lisant la quatrième page des journaux, d'évaluer le nombre des pharmaciens d'une localité qui se mettent en guerre ouverte avec cette disposition de la loi, en se constituant droguistes, marchands de semoule, de chocolats, de biscuits, de dragées, d'eaux gazeuses, de liqueurs de toutes sortes, de savons, de parfumerie, etc., se préservant ainsi de la famine pharmaceutique,

contre l'infraction signalée. C'est là une pure ergoterie de mauvaise foi : Car ils conviennent que tout ce qui précède dans cet article a sa sanction pénale dans l'art. 6 de l'arrêt du parlement de Paris de 1748, que l'art. 32 de la loi de l'an xi n'a nullement abrogé et dont il est presque une reproduction littérale. Donc le dernier paragraphe que le législateur de l'an xi a ajouté à l'art. 6 de l'arrêt du parlement de 1748, possède la même sanction pénale : 1° Vu que tout article forme une unité indivisible, que nul n'a le droit de scinder à son gré et par sa propre volonté ; 2° Vu que, dans la rédaction de tout article de loi pénale, le législateur se place au même point de vue, pour embrasser une même série d'infractions ; que la pénalité qu'il impose, irradie, par tout autant de rayons émanés du foyer de la même intention, sur toutes les circonstances de cette catégorie ; qu'il n'appartient à personne de soustraire un des aboutissants de la prohibition à la pénalité qui frappe évidemment à ses yeux tous les autres ; 3° Vu que la dernière prohibition contenue dans cet article est conçue dans les mêmes termes que les premières *(ils ne pourront livrer et débiter, etc , ils ne pourront faire, dans les mêmes lieux, etc.)*, et a partant aux yeux du législateur la même force et suppose la même culpabilité ; 4° Vu en outre que la loi ordonne et ne se contente jamais de conseiller, qu'elle entend d'être obéie et non consultée, et que le code n'est pas un simple cours de morale, que chacun puisse interpréter ensuite au gré de ses intérêts ou de ses caprices, pour en prendre ou en laisser à sa convenance ; 5° Vu enfin que toute infraction à la loi est un délit, que tout délit est punissable ; et que quand la loi n'inflige pas, à une infraction, une pénalité expresse et spéciale, la pénalité du fait rentre dans la catégorie des peines édictées par le *Code pénal* contre les infractions analogues par leur caractère et leur gravité.

en se faisant, de préférence, confiseurs, droguistes, parfumeurs, pâtissiers et mille autres choses de ce genre ; toutes branches de commerce qu'ils cherchent à pallier du nom de *spécialités,* en se qualifiant de *pharmaciens spécialistes,* épithètes qui, d'après leur diplôme même, sont contradictoires dans les termes avec leur titre principal.

Il faut admettre, il est vrai, comme circonstances atténuantes, que s'ils se renfermaient strictement dans les limites de leur profession, ils se verraient réduits à mettre les clefs sous la porte : Car, depuis que le *Nouveau Système* de médication est parvenu à détrôner à tout jamais la polypharmacie et la complication des formules, les *lochs*, les *juleps*, les *sangsues* et les *pilules*, etc., il est démontré que, sur 20 francs de dépenses par jour qu'il est obligé de faire, tel pharmacien ne rentrerait pas huit francs en caisse, s'il se contentait d'être l'exécuteur des ordonnances du médecin et le fidèle *minister artis medicæ,* comme le définissait Guy Patin.

Singulière profession, à qui la loi confère un monopole, lequel ne devient que le monopole tracassier de l'inutilité, monopole qui ne peut vivre qu'en empiétant sur toutes les autres professions; inexorable contre quiconque oserait vendre l'objet de 50 centimes que le médecin prescrit sur son ordonnance, et dont la concurrence illégale fait perdre des millions de francs aux professions commerciales, dont la patente n'a rien de monopolisateur.

La pharmacie du moyen âge est tombée en désuétude; elle est morte et bien morte; ce dont elle se console, comme les revenants, en poursuivant dans l'ombre les divers états analogues qui vivent de leur vie propre; en espionnant, dénonçant, tendant des piéges de police (car, en certaines localités, elle a à sa disposition celle du *Ghésu*), et en venant souvent gueuser, à la barre des tribunaux qu'elle importune de ses plaintes réitérées, quelques bribes de dommages-intérêts, aux dépens de quiconque a pu vendre ce qu'elle ne parvient plus à vendre elle-même faute de chalands.

Ne serait-il donc pas temps de mettre un terme à un état de choses devenu incompatible avec les besoins de l'époque? de débarrasser la société du monopole tracassier de la pharmacie, en débarrassant la pharmacie des entraves que sa constitution oppose à l'exercice des spécialités? de mettre fin à cette lutte qui ne profite à personne et finit par nuire aux deux partis; à cette vie d'agitation, de dépit, de colères sourdes, de machinations vergogneuses et qui fuient le grand jour, d'empiétements sur la police de la cité, d'empiétements illicites sur les attributions des diverses branches commerciales, de délations sañs fondement autre que le piége tendu et souvent si maladroitement ficelé, que la grossièreté en saute aux yeux de la justice?

Est-ce vraiment une profession qu'un état qui ne sait plus se soutenir qu'à l'aide des béquilles de la procédure, et ne peut presque plus vivre qu'à la manière des sangsues, en s'attachant aux flancs des autres professions? N'est-il pas temps que la loi brise enfin les entraves qui gênent cette profession, du même coup que le monopole avec lequel elle se jette dans les jambes de toutes les autres ? La société n'a plus rien à attendre ni de ces entraves, ni de ce monopole ; elle a appris à s'en passer.

Mais, nous direz-vous avec les pharmaciens : le diplôme est une garantie pour la société. — Une garantie de quoi ? du savoir que le candidat a montré dans son examen? ce serait une garantie d'un instant passé, d'une preuve de savoir, mais non de la conduite future; car nul ne peut garantir l'avenir; la surveillance et le contrôle de la hiérarchie, voilà la meilleure des garanties. Ce n'est pas non plus la visite annuelle dont la loi rend les pharmaciens passibles et dont ils connaissent les jours, qui leur prend vingt minutes et ne contrôle que les flacons et non les actes, les habitudes, les livres de l'établissement; ce n'est pas une telle visite au pas de course qui peut être considérée comme une garantie irrécusable de l'exercice de la profession, de la conduite personnelle du pharmacien, de la bonne confection des médicaments, et de la loyale et intelligente exécution de l'ordonnance médicale ? et il y a déjà bien longtemps que l'ordonnance devient rare et bien peu compliquée; elle en est effrayante de simplicité pour la caisse pharmaceutique.

Au reste, le pharmacien ne fabrique presque plus rien de ce que le médecin prescrit ; il se procure les substances premières et même les médicaments composés chez les fabricants de produits chimiques, qui ont droit de se passer de diplôme et de monopole, et que le pharmacien poursuit ensuite devant la loi, s'il découvre que le fabricant, chez lequel il se fournit, ait vendu dix centigrammes de la substance que lui pharmacien lui a achetée par hectogramme Cette substance, le pharmacien l'accepte de confiance des mains du fabricant ; il n'a pas le temps de l'analyser pour en vérifier la pureté ; il la revend en détail comme on la lui a vendue en gros. Il ne garantit donc rien pas plus que son diplôme ne le garantit lui-même ; et vous pouvez en juger, dans la circonstance douloureuse et d'un si affligeant souvenir, qui forme le premier canevas de ce livre : Est-ce lui ou l'une de ses associations occultes qui a seulement soupçonné un seul instant le danger que l'industrie des matières tinctoriales faisait courir à la santé publique, par l'infection de l'une des substances dont l'emploi est aujourd'hui le plus répandu, d'un bout du monde à l'autre ? La pharmacie n'interviendra sans doute, à la suite de nos révélations, que pour en faire repentir, autant que ses faibles mais occultes moyens le permettront, le révélateur lui-même, révélateur qui aurait bien droit de son côté à lui demander compte de la garantie dont se targue son diplôme, lui qui a failli devenir la victime de la falsification.

Les pharmaciens consciencieux conviendront que j'ai raison, et que l'état actuel de la société demande une constitution professionnelle nouvelle, exempte d'entraves, à l'abri de la tentation des vexations et des tracasseries; ils m'accorderont le concours de leur silence prudent et timide, et de leur stérile approbation. Mais quant aux essaims de mon doux *Ghésu*, depuis quelque temps si tranquilles et silencieux, vous allez les voir surgir de terre, en bourdonnant comme les guêpes par temps d'orage, contre le révélateur qui est venu troubler par cet éclat leurs menées souterraines, éventer la mine qui allait mettre en poudre un système en horreur à la congrégation inexorable, mais qui est béni par tous les philanthropes de l'univers.

De ce côté-là, au lieu d'un concours bienveillant, je n'ai à attendre que la peine de mon dévouement à la santé publique; un peu plus tôt, un peu plus tard, selon qu'ils craindront de trop laisser voir que l'une découle trop de l'autre, et que la poursuite suit de trop près l'indiscrète révélation.

Or, vous savez si cette perspective m'a jamais arrêté dans la route que je suis, mon bâton blanc à la main, depuis 1815, seul contre cette hydre aux mille têtes, contre ce cerbère du catholicisme dont le spectre fait trembler tout le monde, et qui rôde pour me dévorer (*circuit quærens quem devoret*)! Qui sait si cette fois, comme tant d'autres, je ne lui aurai pas encore brisé sa ruse sur le nez!

Mais ne nous occupons plus ici ni de leur concours ni de leurs poursuites; ils sont trop usés par les deux bouts, et passons à d'autres moyens d'action.

5° M'adresserais-je pour seconder la vigilance de l'autorité municipale, à l'activité des partis qui se partagent la presse?—Je les aurais tous contre moi, par cela seul que je n'ai jamais appartenu à un parti d'aucune sorte; et surtout que depuis longtemps l'opinion publique ne voit, dans les représentants de la publicité des divers partis, que des masques de la même impulsion occulte, nuancés à l'infini de rouge, de bleu et de blanc; toujours en guerre entre eux, la plume à la main, toujours unis d'esprit et de cœur, une fois la représentation finie. Si jamais je croyais qu'il fût utile à la cause du progrès européen que je reprenne la plume de la publicité périodique, comme à l'époque du *Réformateur*, je n'aurais pas de pire ennemi que le *rouge;* ou bien, car il faut tout dire, le *noir* ne manquerait pas de faire tirer contre moi les marrons du feu au *rouge*, avec les fonds du *blanc* et sous les yeux ébaubis du *bleu.* Mais que le *blanc*, le *bleu*, le *rouge* et surtout le *noir* se rassurent; je suis à mille lieues de cette pensée; ce que je pourrais avoir l'envie de faire, dans mon dévouement aussi jeune qu'alors, j'en suis dispensé, parce qu'aujourd'hui cela est devenu l'œuvre de tout le monde. Or, l'honnête homme n'a plus d'autre parti que celui de tout le monde; et quant à moi, je n'ai jamais été que de ce parti-là; c'est donc à tout le monde que je m'adresse, pour atteindre le but que je poursuis dans le cours de cet ouvrage.

CHAPITRE VIII.

APPEL AU CONCOURS DES HOMMES ÉCLAIRÉS DE TOUTES LES PROFESSIONS, POUR ARRIVER A METTRE FIN AU DANGER QUI MENACE LA SANTÉ PUBLIQUE.

> Il y a quelqu'un qui y voit plus clair que vous et moi; c'est tout le monde.
>
> LA SAGESSE DES NATIONS.

J'ai conjuré bien des maux, jusqu'à ce jour, avec les seuls moyens que mon étoile a mis à ma disposition; je n'ai cessé, du haut de ma vigie et à travers mes barreaux, de signaler à tous bien des écueils et bien des nuages gros de tempêtes; mes efforts ont longtemps été couronnés de succès et ont semblé opérer des prodiges. Mais, je vous l'ai déjà dit, l'esprit du mal progresse en raison de nos progrès; je n'ai pas plutôt écarté une pierre d'achoppement et déblayé les rails de la route du progrès, que le génie des fatalités occultes amoncelle, dans l'ombre, des millions de nouveaux obstacles. Que puis-je, seul, contre une telle organisation? Je ne puis que finir par succomber à la peine, en essayant tout sur moi-même et affrontant le premier le danger, alors que ceux, pour qui je me dévoue, restent spectateurs bénévoles de ma constance et de mes efforts. Quand je les ai préservés d'un côté, ils vont se jeter tête baissée dans des difficultés d'un autre genre; insouciants de la belle santé qu'ils ont

toute la rigueur des lois, sont devenues des réalités dont chacun profite.

4° Je me garderai bien de m'adresser aux cléricaux ; à ces gens-là on ne demande que de se passer de leurs services *in extremis.*

5° Je m'adresse à vous, descendants des grandes familles qui, avant 89, constituaient la noblesse, et qui, malheureusement depuis 1815, et dans la folle envie qui vous travaille de retourner à votre passé, vous laissez encapuciner de jour en jour, jusqu'à en perdre les traits caractéristiques de votre antique race. Vous auriez toute espèce d'intérêt à me suivre dans la voie que je vous signale ; car dans la vôtre, vous courez plus de danger encore que nous autres, dont la caisse du *denier* du *Ghesu* n'a à attendre pas même la dépouille que nous jetons au coin de la borne ; et de vous il attend quelque peu davantage.

Vous vous laissez arracher le *Manuel* des mains, le *Manuel* qui vous signale le danger et les obstacles ; ceux qui se donnent ces libertés envers vous continuent le système à l'aide duquel ils vous exploitent.

Vous regimbez aujourd'hui contre le char du progrès, que vos ancêtres, il y a 74 ans, ont lancé sur la voie révolutionnaire, et sous les roues duquel le Jésuitisme, avide de vengeance, est venu à bout de les écraser.

Ceci vous paraîtra sans doute un tant soit peu contraire à ce que le R. Père Loriquet et ses émules vous ont appris de cette histoire. Il est donc juste que je m'explique clairement ; il y aura bien, parmi vous, quelques bons esprits qui se hasarderont à me lire

encore cette fois, comme ils me lisaient de 1840
à 1848 :

Vous ne savez pas que, bien avant la révolution
de 89, la noblesse française, et je dirai même, européenne, fatiguée du despotisme à dentelles, du fanatisme débauché et scandaleux de Louis XIV et
de ses mœurs de sultan, humiliée par les mésalliances et la dégénérescence de Louis XV, avait
déserté les rangs du fanatisme et de la crédulité
pour se jeter dans les bras de la science et de la libre pensée ; qu'elle avait été formée au doute et à la
raison par l'irrésistible persiflage de Voltaire, à la
morale et à la contemplation de la nature par l'irrésistible élocution de Rousseau ; qu'elle aspirait
enfin à fondre tous ses priviléges de caste dans
une sainte et féconde égalité.

La nuit du 4 août ne fut que l'explosion éclatante
de cet élan si longtemps contenu, et qui poussait
vos pères vers la jouissance de toutes les libertés
morales. Tous avaient applaudi au courage des
parlements, qui prononcèrent l'expulsion de l'infernale congrégation des Jésuites, comme plus tard,
et dès l'aurore de la Révolution, tous, ou les plus
grands de tous, applaudirent à la réforme des abus,
à l'abolition des lettres de cachet et à la démolition
de la Bastille ; je dis tous ou à peu près ; qu'on le
nie et je prouverai davantage.

Mais, dès ce moment, dans l'esprit de ce corps
inexorable de Séides (qu'on pourrait, au besoin considérer comme l'analogue, dans l'Occident, de la
corporation des *thugs* ou étrangleurs, dans l'Inde), la

perte de la royauté des Bourbons et de ses complices (la noblesse de France, le bas clergé et les philosophes) fut décidée en principe ; la réalisation du projet n'était plus qu'une affaire de temps. Et si ces grands coupables, bannis par les parlements, semblèrent se soumettre avec calme et sans résistance à l'arrêt qui frappait leur ordre jusque dans ses fondements, ce ne fut que pour se mieux concerter dans leur apparent anéantissement, et pour mieux tromper l'œil dans l'ombre et le silence. Ils prêtèrent tous les serments qu'on leur demanda, sous bénéfice sous-entendu du parjure. Ils se firent vicaires des paroisses, afin de mieux épier et déjouer, pour ne pas dire plus, les pasteurs aimés du peuple ; ils se firent instituteurs dans les grandes maisons, afin de s'attacher, en la corrompant, la génération dont ils devaient sacrifier les pères. Ils allèrent jusqu'à s'offrir comme valets chez Voltaire, qui avait aussi bon nez qu'eux et qui leur refusa sa livrée.

La congrégation était dès lors une vaste ruche souterraine, moins le bourdonnement.

Cependant, la prudence échappe quelquefois à l'impatience du plus habile mais trop ardent conspirateur ; et l'ordre, en dépit de l'obéissance passive de ses membres, avait aussi alors ses enfants terribles :

« Le 20 juillet 1763, rapporte Bachaumont (*Mémoires ou nouvelles à la main du 24 juillet* 1763), l'abbé Labat (*ci-devant soi-disant Jésuite,* qui s'était fait prêtre habitué de St-Eustache), dans un sermon qu'il prêcha dans cette église, s'écriait tout à coup et à propos de la bonté de Dieu : « Dans les règnes précédents, les princes marquaient leur respect envers la religion, en protégeant les ministres de l'Église; tandis qu'aujourd'hui les magistrats persécutent l'innocent et oppriment la religion. Les esprits se soutiennent par une modération forcée et une politique momentanée;... mais tôt ou tard la RÉVOLUTION ÉCLATERA, dans un pays où le sceptre et l'encensoir s'entre-choquent sans cesse... La crise est violente, et la RÉVOLUTION NE PEUT ÊTRE QUE TRÈS-PROCHAINE. » Voilà le mot lâché et sa prise de possession dans le langage de l'époque à venir.

Ce prêtre prédicateur de choses futures fut décrété de corps par le Châtelet (*ibid.*, 3 août 1763); mais ces sortes de coupables savent glisser, comme des anguilles, des mains de la justice; et ils deviennent introuvables, dès qu'ils ont achevé leur part de la tâche que d'autres reprendront après eux.

Or ce mot de la prédiction sembla sortir de terre en 89. Aussi lorsque, l'Assemblée nationale une fois constituée, M. de Brézé vint répéter à Louis XVI la sublime et terrifiante apostrophe de Mirabeau : *Allez rapporter à votre maître que nous sommes ici par la volonté du peuple et que nous n'en sortirons que par la force des baïonnettes*, et qu'à ce langage jusqu'alors inouï, Louis XVI, blessé jusqu'au cœur de ses prérogatives, s'écria : *Mais c'est donc une insurrection!* — NON, SIRE, lui répliqua M. de Brézé, C'EST UNE RÉVOLUTION! Car cette insurrection était l'œuvre commune du clergé, de la noblesse et du tiers état, réunis en une seule et même assemblée ; c'est-à-dire, c'était l'œuvre de tout le monde.

Mais sur ce canevas à peine ébauché par la plus sainte des libertés, en 89, la furie vengeresse du Jésuitisme s'apprêtait déjà, dans l'ombre, à broder 93, avec des fils trempés dans les flots les plus nobles et les plus purs du sang français ; et peu à peu, mais d'un pas sûr et gradué, ce magnifique élan de la philosophie du xviii⁰ siècle vers l'édification de toutes nos libertés, marcha vers le règne des Euménides de la terreur, vers le second tome de la Saint-Barthélemy, vers 93, vers ces saturnales de la vengeance impitoyable, qui eurent pour grands sacrificateurs les Maillard, les Lebon, les Carrier, les Jourdan (*coupe-tête*), etc.; pour dupes et pour boucs émissaires, Marat, Saint-Just, Couthon et Robespierre ; j'allais dire Barrère et Carnot, qui avaient contre-signé tout ce qu'avaient signé les autres, mais qui échappèrent aux coups de la réaction, sous le couvert du mot qu'en 1815 Fouché lança expressément à la face du dernier, et parce qu'on admit, en leur faveur, cette circonstance atténuante, qu'ils avaient signé de complaisance et les yeux fermés, c'est-à-dire comme des *imbéciles* : c'est le mot de Fouché. (A ce prix, soit dit en passant, et à leur place, j'aurais préféré mourir comme Robespierre, pour me laver de ce vilain mot.)

Il se passa dès lors de ces scènes sur lesquelles aucun regard français ne saurait jamais se fixer ; il se commit de ces horreurs qu'on ne rencontre que dans les impossibilités infernales du cauchemar et du délire. La population qui accourait à ces fêtes macabres était tout à coup sortie des cavernes de l'Achéron et avait l'air d'une population déguisée pour ces sanglantes saturnales; on l'a vainement cherchée après l'événement, on ne l'a plus retrouvée qu'aux années 1815 et 1848, et dans les plus mauvais jours néfastes de ces deux époques. Quand le coup est fait, il faudrait peut-être descendre dans les caveaux du *Ghesu* pour retrouver quelques-unes de ces figures de connaissance.

Que si, maintenant et avertis, vous voulez relire les noms de tous ceux qui ont passé sous le couteau révolutionnaire aux tristes époques de 93 et de 94, recourez pour chacun d'eux à leur biographie; et vous acquerrez la preuve que cette longue et funèbre liste de victimes se compose spécialement de noms que, dès 1764, le Jésuitisme avait inscrits sur ses tablettes de proscription et voués aux dieux infernaux, dont la guillotine devint le taurobole dès le milieu de 1793.

En tête vous trouverez le descendant de ce Louis XV dont la main avait contre-signé l'arrêt d'expulsion des Jésuites; coupable dont la race avait mérité, de par Loyola, d'être exterminée jusqu'à la quatrième génération, jusqu'aux enfants à la mamelle et jusque (selon l'expression des écritures) à tout ce qui pisse contre le mur (*mingens ad parietem*).

Puis 1° les grands noms nobiliaires qui s'étaient honorés de l'amitié de Voltaire et de la protection accordée à Rousseau (*). 2° Les savants tels que

(*) On retrouve les traces de l'envie de rendre à la noblesse les

Bailly, Lavoisier, etc. (*) (car la science, œuvre de

coups que la congrégation en avait reçus en 1764, jusque dans le puéril plaisir que les Jésuites en bonnet rouge de 1793 prenaient à appliquer à la noblesse les formules de la procédure de l'arrêt du parlement. Par exemple, on croit généralement que le mot de *ci-devant* appliqué aux nobles est d'origine révolutionnaire; c'est une erreur : c'est l'expression dont se sert, dans tout le cours de son dispositif, l'arrêt de 1762, pour qualifier les membres de la société de Jésus : *ci-devant soi-disant Jésuites;* cette expression les Jésuites septembriseurs et à bonnet rouge se faisaient un malin plaisir de la rendre aux magistrats, aux nobles de robe ou d'épée, qui les premiers la leur avaient imprimée sur le front. Le mot *calotin* pour désigner la prêtraille, n'est pas plus révolutionnaire que celui de *ci-devant.* Dans le principe, il ne servait qu'à désigner la gent procédurière, les gens de robe et les membres du parlement spécialement, qui alors portaient tous la calotte sur l'arrière de la perruque. Il parut en 1720, sans nom de ville, d'auteur ni d'imprimeur, mais orné de gravures d'Audran, un poème intitulé : *Le Conseil de Momus et la revue de son régiment, poème calotin* in-8° de iv-253 pages; dans tout le cours du poème, l'épithète de calotin ne s'applique qu'au parlement, dont la *calotte* est prise pour un *bonnet de fou ;* il n'y est nullement parlé des prêtres. Quand les parlements eurent été abolis, comme les seuls porteurs de robes noires et de *calotte* sur l'occiput, c'étaient les prêtres, le mot de *calotin* ne trouva plus son emploi qu'à l'égard des abbés de cour et puis de tout le reste de la prêtraille musquée

(*) Le *Lycée des arts* ayant sollicité en corps le *Comité de salut public* de mettre en liberté Lavoisier, dans l'intérêt de la science dont il était une des gloires nationales, et au nom de l'humanité, dont il était un des plus grands bienfaiteurs, il fut répondu que désormais la *République était en état de se passer de savants ;* et nous avons entendu le même blasphème contre la science, unique révélation de Dieu, répété sur tous les tons par les gueules avinées de tous les *porteurs de scapulaires,* qui, sous le masque républicain, ont tant contribué à déconsidérer les deux grandes époques populaires de 1830 et de 1848. Pour ces gens-là, la CROYANCE *en qui, à quoi, à qu'est-ce* (peu importe) dispense de la SCIENCE. Remarquez que, dans sa noble et courageuse initiative, le *Lycée des arts* ne fut secondé ni par David (tout-puissant auprès de Robespierre, ni par Fourcroy, ni par Carnot, membre lui-même du *Comité de salut pu-*

Dieu est une impiété aux yeux de ces enfants du diable); 3° les philosophes, tels que Condorcet, auteur de la *Vie de Voltaire* et l'un des éditeurs et annotateurs des *OEuvres complètes du patriarche de Ferney* ; 4° les poëtes héritiers de sa muse : tels que Boucher, Chénier, etc. ; 5° les fondateurs de la République : Camille Desmoulins, Danton, etc. ; 6° une masse d'ouvriers dignes de la liberté par leur travail, leur intelligence et leur dévouement à la patrie ; braves gens qui applaudissaient aux principes

blic. Ceux-là, quoique savants, ne montèrent pas sur l'échafaud; il est, avec la société de Jesus, des accommodements. Le *Lycée des arts* ne recula devant aucun danger pour arriver à fléchir les bourreaux occultes de la science ; et la veille même de la mort du grand homme, une députation parvint à pénétrer dans le cachot de la Conciergerie, qu'occupait Lavoisier, pour lui offrir, au nom de la société, une couronne glorieuse, qui ne fut malheureusement que la couronne du martyre par anticipation. La députation trouva l'immortel chimiste au milieu de ses bocaux et matras, occupé à des expériences dont il prévoyait déjà que le résultat pourrait être utile à l'humanité ; il ne lui fallait, pour le constater définitivement, qu'un délai de quelques jours ; ce délai lui fut impitoyablement refusé !... Horreur, trois fois horreur sur ceux à qui revient la responsabilité de ce refus! Nous avons rapporté de Belgique une toile du temps, qui représente le buste de Lavoisier au milieu de ses instruments de chimie et des livres de sa bibliothèque, dont l'un porte sur le dos ces mots : *Traité de chimie,* tome IV. Le *Traité de chimie* de Lavoisier n'est qu'en deux volumes ; sa veuve fit paraître plus tard deux volumes renfermant les travaux inédits de Lavoisier ; c'est sans doute ce que le peintre a voulu prédire. Cette grisaille a été faite à la hâte, au bistre, en noir et blanc, en couleur enfin de cachot ; la boîte à couleurs ayant sans doute été retenue à la geôle. C'est d'après cette toile, esquisse destinée peut-être au *Lycée des arts,* qu'a été gravé le portrait de Lavoisier dans la *Galerie des hommes utiles et des bienfaiteurs de l'humanité.*

de la république jusque sous le couteau fatal, et qui, du fond de leurs prisons, faisaient retentir l'air de leurs chants patriotiques et de leurs vœux pour le triomphe des grands principes de la fraternité; 7° les femmes élevées à l'école des mères de Jean Jacques, telles que Mme Roland et l'épouse si digne de Camille Desmoulins; 8° les prêtres partisans ou de l'indépendance de Port-Royal ou de la profession de foi du Vicaire savoyard, et qui avaient salué la révolution comme l'aurore du retour à la simplicité des vertus évangéliques, eux qui avaient prêté serment à la république, sans intention de se parjurer, comme l'ont fait, en 1848, les vrais adeptes de l'association, officine occulte où se préparent et s'exploitent les révolutions.

Il suffit en effet d'ouvrir et de dépouiller les mémoires de l'époque, et spécialement un tout petit recueil intitulé : *Almanach des prisons sous le règne de Maximilien Robespierre* (*), pour se convaincre de la justesse de mes rapprochements.

(*) Cet ouvrage contemporain a paru successivement en 4 petits volumes in-16 : — le premier sous le titre d'*Almanach des prisons*, chez Michel, rue des Prouvaires, n° 51, an III de la République; — les trois autres, sous le titre de 1er, 2e et 3e *tableau des prisons de Paris sous le règne de Robespierre*, chez Michel, rue Hautefeuille, n° 36. C'est une réunion de relations et de petits mémoires rédigés dans les prisons de la *Conciergerie*, de *Port libre* (anciennement dit *Port-Royal* et qui est aujourd'hui l'*Hospice de la maternité*), du *Luxembourg*, de *Saint-Lazare*, des *Carmes*, de la *Maison d'arrêt de la rue de Sèvres*, de l'*Abbaye*, etc.

Il est devenu fort rare, même quand il est incomplet, depuis qu'un ordre secret de la police de Louis-Philippe, ou plutôt de celle des jésuites, a prescrit aux commissaires-priseurs de le laisser

Vous remarquerez que, dans le nombre des détenus et des victimes de cette époque, on ne rencontre pas le nom d'un seul Jésuite!!!

Or lorsque à force de tant d'horreurs, ces hommes de foi et de sang furent parvenus à rendre la révolution odieuse même à ceux qui l'avaient fondée, et que, le grand œuvre parachevé, ils en eurent effacé les traces, brisé l'autel, déblayé le sol et lavé le pavé de ses taches de sang ; une fois qu'ils eurent soustrait leurs agents à la vindicte de la justice, en envoyant par dessus les moulins le bonnet rouge des *purs* et des *tricoteuses*, et en poudrant les *oreilles de chien* et les *tire-bouchons* de leur coiffure ; alors,

passer dans les ventes aucun monument original de l'histoire de la *Révolution française.*

Il a été réédité en 2 vol. in-8°, chez Baudouin, en 1825 ; mais avec des retranchements et substitutions de phrases ayant pour but de donner comme un petit reflet royaliste à la rédaction franchement républicaine de ce petit ouvrage, et afin de faire croire aux lecteurs du temps de la Restauration, que les prisons d'alors n'avaient renfermé d'autres victimes que des royalistes ; tandis qu'il résulte de la lecture de l'ouvrage original, que les royalistes étaient bien clair-semés parmi tous ces braves et dignes prisonniers, martyrs du plus pur dévouement à la patrie et à la république française. C'est dans ce but que le rééditeur remplace, partout où il le peut, la qualification de *citoyen* par celle de *monsieur,* ou par la lettre initiale M. Il a supprimé : 1° presque toutes les pièces de vers, romances, élégies et bouts-rimés qui sont pourtant si propres à caractériser l'esprit de cette époque ; 2° à la page 141, 2e volume, tous les alinéas de la pag. 65 de l'*Almanach,* sur les ridicules que se donnaient les prisonniers de la noblesse ; 3° page 185 *ibid.* les alinéas des pages 108 et 109 de l'*Almanach* concernant Vauchelet et Julien ; 4° pag. 182, *ib.* les alinéas (sur les mêmes personnages) des pages 122-125, *ib.*

A la page 185, *ib.* le rééditeur a remplacé par les mots *faiseurs de listes,* la phrase ainsi conçue dans l'*Almanach :* « Les dénon-

de leur air candide et séraphique, ils vinrent pleu-
rer avec les enfants sur la mort de leurs pères; ils se
mirent à faire naître et à entretenir dans le cœur
des héritiers de grands noms, et une sainte indignation contre les auteurs de ces sauvageries et l'es-
poir d'une vengeance éclatante. « Nous seuls, leur
dirent-ils, car notre société est puissante, sommes
capables de tirer vengeance de tant de forfaits et de
ramener ce passé regrettable que la philosophie de
vos pères a perdu presque à jamais. » Les plus
braves, ils les enrôlèrent sous la bannière des *compagnons de Jéhu,* voleurs sur les grands chemins pour
la plus grande gloire de Dieu ; les plus faibles, ils
les parquèrent dans ces écoles où ils crétinisent le

ciateurs Lenain, Julien, Letellier et Vauchelet. » Il ne désigne que
par son initiale D...., le peintre David, que l'*Almanach* met au
rang des dénonciateurs occultes, pag. 90, *ib.* Il transforme le
nom de Kerouent en celui de Kersaint.

Et tout cela à titre de bon camarade et à condition de récipro-
cité : Car le père du libraire Baudouin, le libéral de la Restauration, avait bien, de son côté, quelques peccadilles du temps à faire
ffacer de certains mémoires, relativement à la planche des assi-
gnats. Le Julien dont il est ici question, s'intitula, sous la Restauration, Julien de Paris, comme pour dépister les souvenirs et faire
oublier qu'on l'avait hautement accusé et poursuivi à la Convention, après le 9 thermidor, pour avoir joué à Bordeaux le rôle de
Carrier à Nantes ; au demeurant vrai type d'un adepte de la société
de Jésus ; c'était empreint sur son visage, dans ses manières féli-
nes, dans son regard oblique et clignotant, dans son parler en-
miellé de périphrases. Sous cette face de royaliste libéral et
constitutionnel de 1822, on flairait une arrière-odeur de septembre 1792 ; et sans connaître un mot de son passé, on éprouvait,
à l'écouter, la même répugnance que si l'on en avait été d'avance
informé. J'en parle ainsi parce qu'un instant j'ai eu le hasard de
le rencontrer, en 1826, sur ma route.

cœur et l'esprit; cherchant par les deux bouts à hériter des épaves et débris de ces grandes fortunes, en exposant les uns aux hasards de la chouannerie renouvelée de l'Ancien Testament, et en donnant aux autres l'éducation emblématique du cadavre et en les encapucinant.

Le génie de Napoléon ayant purgé la France de la chouannerie au nom juif, ils ne s'appliquèrent plus qu'à former dans les rangs des nobles des prêteurs de serments à l'empire, en faveur d'une restauration prochaine du passé.

Mais la philosophie, dont le germe est impérissable et survit à toutes ces coupes réglées, la philosophie, sous le consulat et sous l'empire, avait réparé toutes ses pertes et repeuplé le champ dévasté.

Aux yeux de l'infernale société, un nouveau 93 était devenu d'absolue nécessité pour purger la terre du fléau de la raison. Ce 93 arriva à point nommé en 1815, avec ses tricoteuses, ses fier-à-bras, ses septembriseurs, ses Jourdan (coupe-tête), etc.; qui, pour cette cause, et sous le masque, non plus de philosophes, mais de petits saints, renouvelèrent toutes les scènes les plus sauvages de la Sⁱ-Barthélemi et de la sainte Guillotine, en avouant cette fois le but si longtemps caché, et en arborant le *Labarum* de Sⁱ Dominique et du père Letellier. La Déesse *la Terreur* des modernes *thugs* ne changea que la couleur de son bonnet de liberté ; elle se fit *terreur blanche*. A ses yeux les enfants des victimes de 93 étaient des brigands pour peu qu'ils eussent prêté les mains à l'esprit de l'empire. Les bourreaux de cette époque étaient devenus des hommes bien pensants.

Vrai rêve des enfers! j'ai vu à cette époque, parmi les persécuteurs de ma famille, un individu qui, en 93 et, pour faire preuve de civisme, avait joué à ravir le rôle d'Arlequin dans la comédie bourgeoise, le soir même du jour où l'on guillotinait son vénérable père à Orange? N'est-ce pas là le civisme du *Compendium*, qui ordonne à l'adepte de marcher sur le cadavre de ses père et mère, si tel est l'ordre du supérieur (*)? Le septembriseur de 1793 était un pur royaliste en 1815!!!

(*) Tout est inexplicable, pour la physiologie morale, dans l'histoire de la révolution de 1793, sans le mot de l'énigme que nous en donnons; et tout s'explique clairement dès qu'on a cette clef entre les mains. La révolution n'était que la St-Barthélemi déguisée; c'était un carnaval féroce, un moyen d'arriver au but à l'aide des professions de foi opposées. Il y avait une ardente conviction secrète dans le cœur des grands exécuteurs de la vengeance révolutionnairement loyolatique. Par exemple, le secrétaire de la commission d'Orange, qui avait formé la main du bourreau à faire tomber une tête par minute, ce secrétaire, l'homme le plus instruit peut-être de son département, ne cessait de demander, à chaque arrivée de condamnés, pourquoi son père, qu'il avait inscrit sur la liste des suspects, ne se trouvait pas dans le nombre (son père, vrai galant homme et l'objet, par sa philosophie et ses vertus, de la vénération publique). A cette demande, faite avec tout le sang-froid qu'inspire le sentiment bien ou mal entendu des intérêts de sa cause, les huissiers et les gendarmes se regardaient stupéfaits; lui seul ne s'apercevait pas de cette stupeur glaciale : Il prévoyait, sans sourciller, qu'un jour ou l'autre il aurait à rendre compte à son tour d'une telle sauvagerie, inconnue jusqu'à ce jour; et il n'en restait pas moins fidèle à ses principes d'obéissance passive. Aussi lorsque, le lendemain du 9 thermidor, il fut conduit à son tour à la guillotine, satisfaction qu'on ne pouvait refuser à l'indignation publique, on le vit tout le temps, une violette à la bouche, promener ses regards indifférents sur la foule irritée; et il prêta sa tête au tranchant, sans donner le

Cette *razzia* de 1815 manqua son but. Le Midi, qui en fut le théâtre, n'y gagna que d'être un objet d'horreur aux yeux du Centre et du Nord de la France, impression qui n'a pas encore disparu dans le Dauphiné, les Cévennes et le Vivarais. Le massacre des mameluks, y compris femmes et enfants, à Marseille, reversa sur le nom marseillais l'exécration qu'il avait inspirée en 93. Le massacre du maréchal Brune à Avignon, traîné par les ruisseaux et jeté dans le Rhône, la corde au cou, au travers d'une foule affolée de beaux messieurs, de grandes dames et de séminaristes, a laissé, sur les pavés de cette ancienne ville papale, des gouttes de sang que la nouvelle génération a de la peine à effacer. Le moindre signe d'émotion. De longue main Loyola exerce ses adeptes à ces monstruosités de fanatisme et d'impassibilité.

Ajoutez à cet exemple, ce dont on a plus d'une fois fait la remarque, savoir : que les régicides les plus impitoyables de la Convention ont été finir leurs jours au Paraguay, cet *Eldorado* du Jésuitisme. Autre exemple à l'appui : immédiatement après le 9 thermidor, on vit s'ouvrir, aux Tuileries, une espèce de jardin de Cythère ou du vieux de la Montagne, où les grâces de l'époque, devenues grandes prêtresses du culte de l'immaculée conception, sous les noms de mesdames Cabarrus, Récamier et autres, et sous le voile transparent d'une robe de gaze, amenaient aux bons principes, sur les ailes de la volupté, les incroyables et les bien pensants, tels que Pasquier, Talleyrand, etc., etc Or, le directeur avoué de cet établissement public, c'était le R. P. Coissin, Jésuite défroqué *cum permissu superiorum,* et que nous avons vu de notre temps (1832), aller chaque soir rendre compte à Mont-Rouge, de tout le menu fretin que, pendant la journée, et dans l'enceinte d'un modeste temple de Gnide placé sous l'invocation d'une sainte Vierge en plâtre, il avait su prendre avec les lacs du pieux amour d'une vierge de chair. Je n'exagère rien, pas plus que je n'invente ; c'est révoltant, mais c'est de la plus exacte vérité, je vous le garantis.

comité directeur de ces rigueurs salutaires n'était composé que de Jésuites, prêtres ou laïques.

Les ennemis de la France reculèrent eux-mêmes devant tant d'horreurs avouées hautement par le parti qu'ils ramenaient dans les fourgons de leurs cosaques ; force fut bien à Loyola de cesser ce travail au grand jour, de reprendre l'œuvre d'une manière souterraine, et de marcher au but, non plus à travers le sang et les ruines, mais à l'aide des larmes, du patelinage, de la dissimulation, et en prenant le masque des partis qu'on avait à écraser.

La royauté du droit divin avait fourni sa tâche et était au bout de son rouleau ; elle tomba comme par magie et presque au son des trompettes, ainsi que le firent les murailles de Jéricho.

Sur des conditions tenues secrètes, et *sicut cadaver*, lui fut substituée la royauté citoyenne qui fonctionna quinze ans, la couronne sur l'autel. Mais on s'aperçut à temps que la royauté à masque citoyen menaçait de passer sous l'égide maternelle du protestantisme ; son sort fut bientôt réglé par l'avénement de la république. Mais l'enthousiasme, unique dans nos fastes, qui s'était prononcé dans toute la France pour la forme républicaine, ne tarda pas à fondre, comme du sucre, dans cet océan d'atrocités, qui ramena 93 tout entier dans le court espace du mois de juin 1848.

Cette fois encore, le but se dévoila avec les moyens ; la guerre se déclarait presque ouvertement guerre sainte ; on n'y traquait que les philosophes et libres penseurs ; et envers eux on se montrait impitoyable; l'*Armada* et la *sainte Hermandad* depuis si longtemps recrutée et exercée dans les rangs de la Société de Saint-Vincent-de-Paul, fonctionnaient sous les épaulettes de la garde mobile; et, la grande exécution une fois terminée, on vit nos grands républicains purs, nos grands panégyristes de la terreur de 93, jusque-là coiffés du bonnet rouge et portant la Ste-Louison (*guillotine*) au bouton de leur chemise, jeter leurs masques par dessus les moulins; vous les trouverez tous aujourd'hui le visage découvert, à la grand'messe, au sermon, dans les bancs de l'œuvre, ou bien un cierge à la main et portant le dais à la procession. Mais, comme les Saxons à la bataille de Dresde ou de Leipzig, avant de passer ouvertement à l'ennemi et de jeter leurs masques, ils n'ont pas manqué de tirer sur leurs anciens camarades; ce qui est du moins plus franc et plus loyal que de les trahir.

C'est à partir de ce moment, ô vous, descendants de la noblesse formée à l'école de Voltaire et de Rousseau, que les enfants de vos palefreniers, par vous élevés et de votre argent à la dignité de directeurs de vos consciences politiques, se sont crus maîtres de la situation. Avec votre aide et à vos frais, on les voit exploiter à ciel ouvert la carrière que, depuis un siècle, ils ne creusaient que dans l'ombre. Votre fortune devient, entre leurs mains, œuvre pie; avec elle, ils gagnent et consciences et terrains; de vos châteaux ils feront des couvents, quand vos races se seront éteintes dans le sein de l'éternité, munies des secours de notre Mère la Ste-Église. Pour arriver à ce but qui excuse tous les moyens, les plus forts de vos enfants, les plus propres à propager leur race, on les enverra affronter la mort dans les guerres lointaines, et nous n'en manquons pas, pour la plus grande gloire de Dieu, depuis les monts Krapachs et les Apennins jusqu'aux Cordillères, guerres où les plus braves tombent les premiers. Vos enfants faibles, ils ne les redoutent guère ; ils ont, pour les former à l'humilité chrétienne et au mépris des richesses, leurs écoles et leurs couvents. Quant à vos filles, elles apporteront aux pieds de Jésus, en le prenant pour époux, la dot qui doit sauvegarder leur virginité sur la terre. Vous le voyez, vos héritages ne manqueront pas d'héritiers; car ces gens-là vous persuadent qu'eux seuls, par leur organisation occulte, sont aptes à rappeler le passé, après l'ombre duquel vous courez depuis trois quarts de siècle. Mais le plus clair de leur jeu, c'est qu'ils ne cherchent qu'à fonder leur avenir sur les ruines de votre présent.

Insensés, qui ignorent qu'au progrès seul appartient l'avenir de toutes choses!! Mais de cette face de la question, je ne dois pas m'occuper ici ; c'est votre affaire; libre à vous de disposer de votre fortune à votre guise ; en agissant ainsi, vous servez plus que vous ne croyez la cause de la démocratie; car ce que vous entendez laisser aux pauvres de mon doux Jésus, ne saurait manquer de revenir aux pauvres de la communauté civile, qui sont aptes à posséder réellement; tandis que vos pieux héritiers, par suite de la Constitution de 89, ne peuvent plus posséder que fictivement et sur les brouillards de substitutions mensongères.

Mais ce qui m'importe à moi, ce qui me regarde et est de ma mission spéciale et du département que je me suis créé, en dépit de toutes les entraves, c'est l'intérêt de votre santé, c'est le droit que je m'adjuge d'indiquer à chacun ce qui la menace et le moyen de la récupérer après l'avoir compromise ou perdue; c'est la poursuite de mon but, qui est d'arriver à ce que l'homme ne meure plus victime d'un accident ou d'un crime, qu'il meure de sa mort naturelle, au bout du cadre que la nature, en nous faisant naître, a tracé d'avance à notre longévité. Voilà le sens de mon brigandage de 1815, de mon républicanisme de 1830, de mon socialisme de 1848; j'ai suffisamment gagné, dans les cachots, sous la fusillade ou en face du poison, le droit de continuer aujourd'hui, d'une manière pacifique, cette œuvre de dévouement à l'humanité, qui remonte bientôt, pour moi, à un demi-siècle. Sur le terrain où je me place, je ne devrais pas avoir d'autres ennemis que ceux de la justice et de l'humanité : car, pour moi, je ne me sens l'ennemi de personne, pas même de mes plus acharnés ennemis; je l'ai suffisamment prouvé en soignant jusqu'à mes juges et incarcérateurs, jusqu'au prêtre que je ne reçois que malade, et que je mets poliment à la porte après l'avoir guéri, parce que celui-là, depuis 1815, je m'en méfie et je m'en gare; ce qui m'a permis de vivre jusqu'à ce jour en si bonne santé, et de l'âme et du corps.

En un mot, c'est seulement dans l'intérêt de votre santé, et sans aucune autre vue intéressée, que je m'adresse à vous, nobles descendants de ces amis de Voltaire et de J.-J. Rousseau et ennemis éclairés du fanatisme et surtout du jésuitisme; c'est dans l'intérêt seul de votre santé que je m'adresse à vous, pour m'aider à faire sortir l'industrie et le commerce de cette voie désastreuse, à force d'être lucrative, qui empoisonne de jour en jour la coupe des jouissances de la vie et tarit les sources de la fécondité. Le danger, je vous le dis dans le tuyau de l'oreille, entendez-moi à demi-mot ; le danger vous menace plus que tous les autres de tous ceux dont j'invoque ici le concours : Les bolets de Claude, ou, comme le disait Guy Patin, les bolets de Pignerol sont plus indigestes pour l'estomac des nobles possesseurs de grandes fortunes que pour celui du vulgaire.

Il y a, entre les grandes fortunes toujours soucieuses de friandises et le poison cupide ou jaloux, une certaine attraction dont l'histoire des *Causes célèbres* ne signale pas toujours les ravages. De celui-là je ne m'occupe pas ici; mais seulement de celui qui court les rues ou se répand dans l'air, et qui, au besoin, peut garantir de l'indiscrétion qui caractérise les autres. Assez donc sur ce point que j'ai dû traiter un peu longuement, car il en valait la peine, par son importance et par son rang.

4° Je m'adresse surtout à vous, fabricants, à vous, les premières victimes de ce désastre public dont votre insouciance vous rend coupables et très-coupables; car aujourd'hui vous êtes trop instruits dans toutes les branches des connaissances humaines pour n'être pas en état d'apprécier le danger des mélanges par le voisinage de vos manipulations. L'éclat de l'or qui doit en revenir vous aveugle sur les conséquences désastreuses des émanations de ce fleuve du Pactole ; et souvent cet or acquis au prix de tant de précieuses santés et de sacrifices irréparables, cet or, pour vous, n'est plus qu'une chimère, le jour où il vous prend fantaisie de vous dire : J'en ai assez et je veux en jouir. Il se trouve alors que vous n'en avez plus la force ; et que d'autres que vous en jouiront, qui ne l'ont pas gagné.

Ne jonglons pas avec les lames du poison ; elles n'ont ni manche, ni poignée ; et si vous voulez bien recueillir vos souvenirs néfastes, vous verrez que leurs chances peuvent être observées et mesurées, comme on le fait pour les hauteurs barométriques, et que leur action est en raison inverse de l'élévation de la taille. L'air vicié en effet se condense vers le sol; les couches les plus basses en sont les plus saturées; l'enfant en bas âge en respire plus que l'âge adulte et ainsi de suite par rang de taille; et à ce laminoir de méphitisme, tout finit par y passer, quels que soient le calibre et la résistance de la constitution. Ceux de vous qui auront le temps de lire cette page se sentiront peut-être, en cet endroit, plus d'une larme au coin de l'œil. Or, c'est à cette larme que je fais un appel en cette circonstance, en faveur de tous ceux à qui l'incurie de l'industrie en fait tant couler d'imméritées : en faveur de ces ouvriers surtout, artisans de votre fortune, et j'allais dire de la fortune publique, qui se rangent autour de vous comme vos enfants, eux dont les devanciers composaient, chez les anciens, une unité domestique qu'on appelait la famille (*familia*), dont le maître de maison prenait, aux yeux de la loi, le titre de père (*pater-familias*). C'est à eux que je pense en premier lieu ; car c'est à eux qu'arrive le premier dégagement de la mofette, ce qui fait que leur atelier est un champ de bataille où les plus braves sont les plus exposés.

5° Et vous, magistrats, allez-vous vous mettre à éplucher, comme autrefois, les mots, les lettres et les virgules de cet écrit, pour voir, si, selon l'usage antique et solennel, il n'y aurait pas moyen de me faire expier de nouveau, par quelques rigueurs salutaires, la franchise de mes vœux pour l'amélioration du sort de tout le monde, y compris le vôtre. Recommencez, si telle est l'exigence de votre justice ; mais soyez persuadés que cette recrudescence de vos rigueurs contre un nom qui n'est qu'un écho, ne ferait que profiter au principe du mal, en ramenant la sécurité dans l'officine de ces accidents, et en redoublant l'insouciance dans l'esprit des auteurs de cette calamité que je voudrais conjurer, de concert avec vous et sans nuire à personne.

Au reste, de telles sévérités judiciaires n'ont jamais profité, bien au contraire, à aucun des régimes en faveur desquels vos devanciers les ont exercées.

Loin de vous donc la pensée de telles poursuites, dont j'ai usé presque les dents par mon imperturbable patience à les souffrir, qui n'eut d'égale que mon audace à les provoquer ; quittez ces chemins assez battus par nos tempêtes ; usons du calme pour travailler tous ensemble à réparer les pertes de l'humanité et à lui préparer un avenir où l'infernal conspirateur contre toutes les institutions dont le progrès jette les bases, ne trouve plus à placer la plus petite de ses ruses, si grossières du reste qué la vue n'en échappe qu'à la sottise et à la mauvaise foi.

7° En un mot, citoyens d'ici-bas, rouges, bleus, blancs et noirs de bon teint et à l'épreuve de l'air et de la lumière, prêtez-moi votre concours pour en revenir à la nature, qui est comme l'harmonie divine de toutes les couleurs et de tous les partis ; pour en revenir à la santé normale qui nous fait Rois de ce monde, et nous donne le droit de n'arriver que le plus tard possible à devenir citoyens de la tombe et cela sans passer par l'hôpital.

Ce que je vous demande coûte si peu de chose que Christophe Colomb aurait pu le mettre sous son œuf ; je vais donc de ce pas vous le dire et vous le formuler en deux mots.

CHAPITRE IX.

SOCIÉTÉS D'ASSAINISSEMENT.

Civitas, civium unitas.
La cité, des citoyens c'est l'unité.

Je vous dis le mot en débutant; je n'aime pas les détours, les ambages et les circonlocutions oratoires, cet arsenal du doute, cette ressource banale d'un sujet mal étudié; j'ai toujours marché droit au but, une fois que j'en ai connu la route.

L'esprit d'association s'est répandu, dans ces derniers temps, sur mille choses, sur mille points à améliorer dans le cadre de notre civilisation imparfaite; il n'a oublié que le point principal, celui que je signale dans cet ouvrage.

1° Vous avez des sociétés d'assurance sur la vie, contre l'incendie, contre la grêle, contre la foudre du ciel et les sinistres de la mer.

Vous avez une foule de sociétés en commandite et par actions, afin d'augmenter les intérêts par le dividende, en mettant en commun les capitaux.

2° Vous avez les sociétés d'acclimatation sur la plus grande échelle, pour arriver un jour à bénéficier des services d'un animal ou d'une plante exotique, comme récompense du million que vous aurez dépensé pour échouer dans les essais d'acclimatation de cent autres: l'histoire naturelle profitera de ces insuccès économiques, et vous n'aurez pas ainsi perdu tout à fait votre temps et votre argent.

3° Vous avez les sociétés de légumistes, pour essayer si l'homme pourrait vivre en broutant l'herbe des champs et en ne touchant plus à la viande.

4° Vous avez les sociétés de tempérance, pour essayer si l'homme pourrait ne vivre que d'amour, de pain et d'eau fraîche. De ces deux excentricités britanniques, il ne peut que ressortir quelque chose comme qui dirait la frugalité bien entendue et sagement jouisseuse.

5° Vous avez les sociétés de secours mutuels, qui sont un bel acheminement vers la réalisation d'un système de secours au nom de la communauté, c'est-à-dire, de la cité envers chacun de ses membres. Je parle des sociétés de secours qui fonctionnent à ciel ouvert et avec l'autorisation de l'administration publique; car pour celles qui en prennent le nom, afin de mieux dissimuler au grand jour leurs impies doctrines d'obéissance passive aux ordres d'une organisation occulte et impitoyable, n'y pénétrez que pour porter la lanterne dans leurs caveaux, pour éclairer les pauvres dupes qu'à leur insu on cherche à rendre des séides. Fasse ensuite le progrès de la raison qu'on puisse sceller à tout jamais la pierre de ces lugubres souterrains aux mille issues et aux mille maux !

6° Vous avez, comme spécimen d'associations légales, les *Comices agricoles,* nés d'un programme de mon *Cours élémentaire d'agriculture:* je dis mon!... pauvre enfant *Mortara* que la justice m'a arraché des mains, pour le placer, en toute propriété, sous le patronage bien pensant d'un autre. Livre qui est mien de nom et non de fait; à moins que devenu majeur (car il a atteint aujourd'hui sa trente-unième année), il ne se soit émancipé et ne coure la prétantaine sous le nom d'un autre.

Quoi qu'il en soit, ces *Comices*, que les paysans appellent souvent les *comiques*, où la parole n'est qu'aux avocats, et où chacun des autres apporte sa grosse bête afin de la faire couronner au bout de l'an qui passe, sont des réunions d'un jour par an, et n'ont de l'association que ce qu'il en faut pour la solennité, le repas officiel et la danse qui termine la fête. Ce que l'agriculture en a retiré, c'est tout simplement une animation fébrile de vingt-quatre heures qui gagne tous les pays voisins.

7° Vous avez la *Société d'encouragement* pour les arts et l'industrie, que de mon temps, à tort ou à raison, on qualifiait par antichrèse du nom de *société de découragement*, de même que Lisfranc qualifiait nos académies du nom de *sociétés admirables d'admiration mutuelle*; tant les membres desdites *sociétés* s'encourageaient eux-mêmes, sans trop s'occuper des autres, *servum pecus*. Depuis que je n'en entends plus parler, elle, la *Société d'encouragement*, a pu devenir plus encourageante, et elle fonctionne sans doute mieux que jamais aujourd'hui; ce que j'ignore.

8° Il y avait encore de mon temps la *Société d'histoire naturelle*, où Loyola allait, chaque samedi, marquer au front les élus pour la *Société philomathique*, où, chaque lundi, Loyola allait marquer au front les élus pour l'*Institut :* deux sociétés qui en ont engendré une foule d'autres, comme pour diviser, éparpiller un peu partout l'œuvre méritoire : *sociétés d'insectologie, sociétés météorologiques, sociétés d'anthropologie, sociétés de botanique, sociétés anatomiques,* etc., etc., grands noms formés de petits noms, où s'élaborent à grand bruit de petits bouts de notes, avec lesquelles on publie de tout petits bouts de journaux de famille, enfants perdus, dont les premiers et les plus assidus lecteurs sont les auteurs eux-mêmes, et dont le nombre des abonnés égale le nombre des membres sociétaires.

Enfin vous avez toutes sortes de sociétés amusantes pour elles ou pour autrui, et qui ont, pour excuse de leur inutilité, qu'elles ne troublent le repos de personne.

9° Nous avons enfin la *Société protectrice des animaux,* société éminemment anglaise et qui est organisée pour traduire devant les tribunaux : 1° le charretier qui a cinglé d'une certaine façon un coup de fouet à son cheval, elle qui permet au maître de fouetter son esclave; 2° l'homme qui repousse de sa canne le roquet qui lui mord les talons, ou le chat qui le griffe; elle qui va voir ensuite, avec l'œil sec de la justice, exécuter l'ordre impitoyable qui condamne le soldat ou le matelot à appliquer cinquante ou cent coups de bâton à son camarade, souvent jusqu'à ce que mort s'ensuive.

Cette bonne société a des entrailles pour ce caniche qui est condamné pendant dix minutes à tourner la broche par le jeu de ses quatre pattes, dans son tambour treillagé; et elle ne trouve rien à redire à ce qu'un bipède, comme chaque membre de la susdite société, pour un simple vol de cinq francs commis dans un accès de faim-valle, soit condamné à faire tourner douze heures durant chaque jour, pauvre juif-errant, en marchant sans cesse et sans changer de place, la roue destinée à entretenir le jeu du moteur d'une fabrique, dont en ce moment peut-être le propriétaire s'apprête, par une habile faillite, à s'approprier le bien d'autrui pour la somme de plusieurs mille livres sterling, etc.

Philanthropique société, et excellente Hérodiade qui ne tuerait pas un moucheron, de ce joli doigt ganté qui fait signe de décoller Jean-Baptiste comme un mouton, ou de le prendre, comme au lacet; ce qui deviendrait à ses yeux un délit en temps prohibé, une vilaine action en toutes saisons, si Jean-Baptiste était un lièvre.

Quand il m'arrive, par hasard, d'avoir sous les yeux cette antinomie et que je vois que notre civilisation ne se glorifie d'avoir aboli le chevalet de la torture et la question, les bastilles et les lettres de cachet, enfin les cachots à vie, que pour substituer à ce régime d'horreurs les tortures de la prévention, les tortures de la condamnation, l'emprisonnement cellulaire, la déportation dans les lieux malsains, le fouet, le knout, la bastonnade, la pendaison et la guillotine; je suis vraiment tenté de croire, j'en demande pardon aux Anglais ou autres partisans de semblables substitutions de pénalités, que leur pitié exagérée envers les animaux n'a abouti qu'à déterminer en eux un ramollissement du cerveau envers les hommes, et que ce choc entre deux instincts opposés a fait dégénérer la barbarie en quelque chose comme la folie..., folie, Dieu merci, qui n'est pas incurable, et qui finira, je l'espère, par amener un nouvel état de choses, où la bonté envers les hommes sera au moins la même qu'envers les animaux.

10° Quoi qu'il en soit, vous avez une foule d'associations en voie d'utilité, sur la liste de quelques-unes qui marchent droit au ridicule, à travers quelques résultats sérieux. Et vous n'avez aucune association qui ait pour but de travailler à protéger la santé de vos semblables et la vôtre en particulier, contre les causes d'insalubrité publique qui se multiplient au gré de l'insouciance, de la cupidité, et souvent, il faut bien le dire, au profit de la malveillance, et qui font de cette grande usine qu'on appelle la cité, un gouffre où viennent se détériorer et s'éteindre les plus belles générations des champs! Avouez qu'il y a quelque part, en tout cela, de quoi constituer une grave inconséquence, si toutefois, en certaines régions européennes, elle n'est pas la conséquence immédiate du *Credo quia absurdum;* m'entendez-vous? Moi je m'entends.

Mais, non, l'absurde ne peut pas durer plus longtemps; et la lutte que je soutiens depuis vingt-cinq ans mérite votre concours : car ma main, que n'a pas encore glacée la vieillesse, tient encore le ceste avec la même force qu'il y a vingt-cinq ans; et mon dévouement à l'humanité a encore toute la verdeur de ma jeunesse. Est-ce que ma persévérance ne vous va pas un peu au cœur; et l'éclat de mes vieux succès n'aiguillonne-t-il pas un peu vers l'imitation l'élan de vos jeunes courages? Me répèterez-vous, pour la centième fois, que, pour ce que je vous propose, vous vous en reposez sur les conseils administratifs de salubrité publique? Je vous répèterai à mon tour, chaque fois, que ces institutions sont de vieilles et lourdes machines, qui se sont rouillées à force de ne fonctionner qu'à leur guise et toujours de la même façon, à pas lents et comptés, et lorsqu'on n'a presque plus besoin de leur service.

Car, enfin, ont-elles jamais signalé le moindre danger, prévenu le moindre accident, déjoué les moindres fraudes, conjuré le moindre malheur, découvert la moindre source de calamités publiques? Elles ne retrouvent un peu d'activité que lorsque le mal est fait et qu'il ne reste plus qu'à le poursuivre. Oh! alors toute la ruche des conseils est en mouvement, pour prêter main-forte à la répression légale : on y court, on s'y tourne, on s'y retourne, on se parle à l'oreille, on se comprend du regard ; on fouille, on brasse, on classe, on prend des notes, on recueille des témoignages; on glisse le regard dans le camp ennemi à travers toutes les fissures; on voit à travers les serrures, on entend à travers les murs; et enfin l'on parvient, dans un très-long et très-beau rapport, à balancer les raisons pour ou contre la question, par le soin que l'on a mis à évaluer la dose du poison, à décrire la forme du poignard et la manière dont l'un a été versé et l'autre enfoncé ; heureux quand on parvient, à la suite de ces longues élucubrations, à mettre la main sur le coupable et à le livrer au bras du bourreau ! Dès ce moment la justice des hommes est satisfaite ; mais les victimes de l'imprudence ou de l'attentat ne le sont pas du tout ; car l'action de réprimer ne répare rien et ne fait qu'ajouter une destruction de plus à une destruction irréparable.

La mission que je voudrais vous voir embrasser a un but mille fois plus noble, plus digne de l'homme dévoué à l'humanité ; c'est une mission de préservation, de protection, de surveillance fraternelle et préventive, qui, par des moyens avoués de tous, par des procédés empreints de bienveillance et d'un certain caractère paternel, parvienne à mettre la santé à l'abri de tous les accidents morbipares qui menacent notre courte existence, à garantir nos modes, nos habitations, nos plaisirs, nos labeurs, notre alimentation et notre respiration surtout, des aberrations de l'imprudence ou des calculs de la malveillance ; à multiplier les conditions de notre bien-être, les forces de notre constitution physique ; et à préparer, pour l'avenir et pour la paix future qui doit régner parmi les hommes, sur les ruines du fanatisme impie et sot quand il n'est pas féroce, des générations fortes de corps, de cœur et d'esprit.

Grands enfants, qui apportez tant d'activité, de soins et d'émulation dans vos tentatives d'amélioration des races chevaline, bovine et porcine, ou pour l'acclimatation d'une perruche ou d'un papillon étranger, etc., ne comprenez-vous pas que ce que je vous propose devrait passer avant tous ces soucis ?

Et pourtant c'est la préoccupation à laquelle vous cédez le moins, dans votre ardeur à vous montrer utiles.

Or, une pareille association ne demanderait pas une grande mise de fonds et n'en produirait pas moins le plus riche des dividendes : la garantie de la santé, source inépuisable d'activité et de fortune.

Elle n'aurait aucun caractère hostile à qui que ce soit, puisqu'elle serait dans l'intérêt de tout le monde; aucun caractère odieux ou tracassier, puisqu'elle n'aurait d'autre but que de prévenir le mal en éclairant ceux dont il émane ; d'autre moyen de répression que la perspective de la défaveur publique qu'encourrait le délinquant ou l'imprudent qui s'obstinerait dans une voie funeste. La menace de la vindicte et de la répression est le plus souvent, et surtout chez les natures fortement constituées, une excitation à la résistance. La bienveillance des conseils désintéressés trouve toujours, même chez les natures les plus ingrates et les plus récalcitrantes, une oreille disposée à l'écouter. Si ensuite tout effort de ce genre vient se heurter contre des natures indomptables ou incorrigibles, dans ce cas, la seule répression qu'il soit permis à l'homme d'employer contre l'homme, c'est, en ne lui refusant rien de ce qui concerne les besoins de sa nature, de le mettre hors d'état de continuer de nuire à autrui.

C'est vous dire suffisamment qu'une telle association doit fonctionner au grand jour et sous les yeux de l'administration, sous les yeux enfin de tout le monde.

Elle n'exclura de son sein que les paresseux, les oisifs, les égoïstes, les braillards et les faiseurs de phrases, mais surtout les bigots de toutes les croyances. Car ces gens ne respirent que le maintien et le retour des vieux moyens de torture ; l'enfer à leurs yeux n'a pas de brasiers assez ardents pour satisfaire à la bonté de Dieu, et pour rôtir, même de pauvres petits enfants qui n'ont pas reçu un peu d'eau sur la tête. Ce sont eux qui ont voulu élever Mazas sur les ruines de la Bastille ; qui, à chaque révision du *Code pénal*, et du ton de la plus suave, de la plus séraphique douceur, tâchent d'ajouter une rigueur de plus à chaque rigueur ancienne; rigueur qu'ils appellent *salutaire*. Ce sont eux qui ont la prétention de passer pour vous aimer d'autant plus qu'ils conseillent de vous frapper plus fort. La peine de mort n'a pas de partisan plus inflexible qu'eux ; et vous n'en trouverez pas qui apportent une onction plus angélique pour conseiller au patient de présenter, avec une docilité exemplaire, son cou au tranchant du couteau vengeur. Il n'y a, à leurs yeux, qu'un mécréant, et qui pis est un socialiste, qui voie une expression d'énergumène dans ce tronçon de phrase du R. P. de Maistre : *Le bourreau est la clef de voûte de l'édifice social;* phrase qui à elle seule suffirait pour démontrer l'origine des massacres de septembre et des grands jours de 93, époque où la guillotine fut en permanence ; car en quel temps certes la voûte sociale eut-elle une plus puissante clef ?

N'admettez jamais parmi vous de ces organisations cérébrales, organisations monstrueuses ; et ayez soin de faire jurer à chaque nouveau membre qu'il n'appartient, d'une manière même indirecte, à aucune de ces associations occultes, à ces réunions de francs-juges, qui ont pour adages, que le but excuse les moyens, que l'homme doit être réduit au rôle d'un animal docile et qui obéisse les yeux fermés.

Dans une association d'assainissement, il est besoin, non de croyances, mais de fortes intelligences, afin de faire tourner de plus en plus la science au service de l'humanité.

Une telle association a moins recours à la parole qu'à l'action ; ce n'est point un club à tournois d'élocution et où les opinions s'entre-choquent. Les réunions ne doivent en être ni longues ni périodiques ; car il n'y a pas de société qui dégénère aussi vite que celles qui obligent à faire acte de présence, ne fût-ce que pour se regarder dans le blanc des yeux.

1° Le but essentiel de cette société nouvelle est de bannir, du commerce et de l'industrie, tout contact entre la fabrication des substances alimentaires et médicinales d'un côté, et de l'autre entre la fabrication des substances vénéneuses indispensables aux arts et aux divers métiers ; c'est de travailler à ce que, de jour en jour, les arts et métiers puissent se passer de l'emploi de ces ingrédients funestes, et renoncent à l'usage des produits qui ne sauraient être obtenus qu'à ce prix. Que ce parti pris soit un acte de patriotisme, un sacrifice à la patrie, si l'on ne veut pas en faire un sacrifice à la raison : On a vu, en Angleterre, toutes les classes de la population, les dandys eux-mêmes, renoncer à porter les plus brillantes étoffes et adopter les plus communes, dès qu'a paru l'exiger l'intérêt de la fortune nationale : serions-nous moins nationaux, quand il s'agit de l'intérêt de la santé publique? Il y aurait en cela plus que de l'égoïsme et un tant soit peu de fol entêtement; car notre santé à chacun de nous est comprise, il me semble, dans la santé publique. Donc plus d'étoffes aux brillants reflets, aux éblouissantes couleurs, si l'on ne peut obtenir ces effets du prisme qu'à l'aide de l'arsenic et du mercure, et surtout qu'à l'aide du sublimé corrosif.

2° Organisez une association par département, une section par arrondissement ou par circonscription.

3° Les associations correspondront entre elles, pour s'éclairer mutuellement, se communiquer leurs renseignements respectifs et s'entr'aider dans l'œuvre commune.

4° Un bulletin mensuel ou hebdomadaire sera le dépositaire des observations à soumettre et des résultats obtenus. Les rédacteurs en seront désignés par le vote.

5° Dans chaque section, le dimanche sera consacré à des conférences sur l'application de la chimie, de la physique, de l'économie publique ou domestique, à l'amélioration de l'état sanitaire de l'homme et des animaux; à la suite, rapport oral de chaque membre sur ce qu'il aura observé et qu'il croit devoir signaler à la réunion, dans les limites de la circonscription qui est confiée à ses investigations et à sa prudence.

6° Tous les premiers du mois, ou bien en chaque cas d'urgence, réunion des sections en association générale. Tous les six mois, réunion, tantôt dans un chef-lieu de département, tantôt dans un autre, des délégués de chaque association départementale. A la fin de chacune de ces sessions, on aura soin de désigner le lieu de la session suivante.

7° Point de propositions de prix ou de récompenses, ce qui n'est propre qu'à faire naître des cabales et à fournir des réclames aux intrigants :

Ramener le séjour des villes à la salubrité des champs, la longévité des citadins et des fabricants, maîtres et ouvriers, à celle de l'homme des champs et de l'homme des mers ; assurer la santé des enfants dans les entrailles de la mère même et dans les bons antécédents du père ; ramener la moralité, qui n'est que la véracité, dans tous les rapports sociaux, et la paix entre tous les intérêts dans une communauté de concours et d'assistance, la paix entre les nationalités aujourd'hui frappées d'aveuglement et dévorées de haine, et qui s'agitent, comme sous le fouet sauvage des Euménides du fanatisme politique ou religieux; trouver enfin une garantie de la santé, qui est le premier bien-être, dans les soins que chacun prend de veiller à la santé publique : N'est-ce pas là un assez noble résultat et qui doit reléguer bien loin, dans l'ombre des enfantillages, l'ambition des jouets qu'on appelle des récompenses ?

8° Coupez court aux bavardages oratoires, qui dévorent le temps et prennent la place des communications utiles ; n'accordez que cinq minutes à chaque communication orale, à moins que la réunion ne manifeste l'intention de doubler la ration des paroles. On peut tout dire et tout réfuter, en cinq minutes, sur le sujet qui nous occupe. Bien faire et bien observer vaut toujours mieux que bien dire ; et les séances les plus courtes sont toujours les mieux remplies. Chaque réunion est, non un club, mais une bourse hygiénique, où l'on cote, au lieu de discourir.

9° Que la cotisation soit minime, afin que la porte de l'association soit ouverte à toutes les bourses. Plus vous aurez d'ouvriers et de paysans, plus vous aurez de membres utiles, éclairés et compétents sur les questions que l'association a pour but de résoudre. Quand il s'agit de repousser l'ennemi, l'officier ne fait pas fi de rentrer dans les rangs des soldats et de marcher avec eux sur la même ligne ; et à cette égalité du moment, chacun gagne, les uns d'être bien dirigés et les autres d'être bien protégés par trois côtés.

10° Le soin qui doit occuper en premier lieu la société et être comme le pivot de toutes ses opérations ultérieures, c'est qu'on éloigne des grands centres de population, et qu'on relègue dans les terrains déserts et sablonneux, tels que les environs d'Orsay et de Fontainebleau, etc., pour le bassin de

Paris, toute fabrication capable de vicier l'air de ses émanations, et d'infecter, par ses déversements ou par le véhicule des infiltrations pluviales, les cours d'eau, les fontaines, les puits, les égouts même, sentines déjà si dangereuses par leur fermentation putride, et qui le deviennent bien davantage quand l'hydrogène qui s'en dégage a à traverser une couche de poisons minéraux. Qu'en outre toute usine ait, à une certaine distance des habitations, un puisard profond et toujours béant, pour dévorer et aller perdre dans le fin fond des entrailles de la terre, les rebuts liquides de la fabrication ; qu'enfin aucun de ces produits ne s'éparpille sur les parquets et ne s'incruste contre les murs.

11° Le second soin que doit avoir en vue l'association, c'est d'amener ses membres à n'admettre dans ses ustensiles, dans son usage personnel et dans sa toilette, rien de ce qui a pu être fabriqué avec des substances dangereuses pour la santé et qui compromettent directement ou indirectement la salubrité publique. Cette abstention sera mille fois plus efficace, pour arriver au but proposé, que ne le seraient de longues dispositions de lois comminatoires.

12° Demandez qu'il soit défendu à toute corporation religieuse de se livrer à un commerce quelconque, de manière à pouvoir accaparer à son profit, dans ses magasins maritimes et dans nos divers ports de mer, les substances alimentaires ou médicinales exotiques. Car tout commerçant vise à la falsification ; toute falsification est justifiable aux yeux de la foi par une restriction mentale ou dans un but de vengeance sacrée ; et la falsification est capable de se prêter à la confection de toutes sortes de *poudre de succession* ; on l'a vu ; et ce qu'on a vu, on peut le revoir encore.

13° C'est à ce prix seul que vous pouvez prétendre à être bien renseignés sur chaque chose et à vous tenir à l'abri des coteries, des cabales, ces pestes de toutes nos associations académiquement poseuses. Votre mission sera également exempte, et de ces indulgences pour les uns et de ces tracasseries contre les autres, qui caractérisent les comités au service de la répression. Que vos moyens pacifiques et loyalement préventifs finissent par condamner la répression à n'être plus qu'un souvenir de ce mode de protéger la société, par l'exemple du châtiment, qui n'a jamais sauvé une victime et qui a torturé et puni plus d'un innocent.

14° Ici chacun sera prévenu à temps, et l'auteur coupable ou imprudent du mal, et le chaland que le mal aurait pu atteindre. On ne sera plus dès lors exposé à payer le poison au poids de l'or, à boire de la ciguë dans son café, du pus dans son lait, à sucer le mercure sur la première couche d'une pâte quelconque de jujube ou de guimauve, etc., ni à avaler ou le vert de gris avec les condits, les artichauts, les huîtres vertes, ou la poussière d'arsenic qui se détache des papiers peints les plus communs et non vernis, ou les poudres d'arsenic, de belladone, de strychnine, etc., avec la poudre de gomme, de *semen-contra*, de rhubarbe, etc., triturées sous les mêmes meules ; à prendre du chocolat saupoudré d'arsenic ou de sublimé corrosif, dont la poussière pleut des planchers à claire voie au-dessus desquels on fabrique et l'on secoue les préparations arsenicales et mercurielles ; à vous appliquer un cataplasme de farine de graine de lin, avec laquelle tel pharmacien aura essuyé le mortier où l'on vient d'amalgamer l'*onguent de Vigo* ou la *pommade citrine*; à boire de la bière sortie pure de chez le brasseur et tripotée ensuite, avec mille acidités plus funestes les unes que les autres, par le revendeur, dans le but de lui rendre son piquant, après en avoir étendu le volume avec l'eau de son ruisseau ; à boire du vin que le vigneron bourguignon aurait plus d'intérêt à condenser qu'à allonger (tant et souvent, les tonneaux manquent chez lui à sa récolte), et que le marchand de vin travaille ensuite avec tant d'esprit et de succès qu'il évite soigneusement d'en offrir à ses amis, afin de n'être pas obligé de s'en offrir à lui-même. La farine de seigle et de blé sera définitivement exempte de poudre de grains ergotés, source de tant d'épidémies désastreuses; et la pâte du pain de ces ingrédients destinés à la faire lever et à la blanchir (*farine de montagne, de vitriol*, de *céruse* et de *sels* pires encore), ce qui souvent a frappé de mort, à table même, l'infortuné à qui le gros lot de la fraude était échu en partage. Vos jeunes enfants ne seront plus exposés à sucer la cause première de convulsions effrayantes, en suçant les fleurs des chapeaux de leur mère, les jouets, les bonbons, les pains à cacheter verdoyants d'arsenic ou vermillonnés de mercure. Le teinturier, le blanchisseur, le fabricant de papier ne s'asphyxiera plus à la vapeur de ses cuves, ni le doreur par le trempé à celle de son bain d'or. L'air des appartements sera chauffé, sans être vicié, par les foyers et les calorifères. Les empailleurs ne seront plus les premiers à s'empailler eux-mêmes, à se tanner d'arsenic et de sublimé corrosif; et les broyeurs de couleurs à aspirer, par tous les sens et par tous les pores, les causes incessantes de tortures incurables et qui désormais les rendent dignes de la plus profonde, mais de la plus impuissante pitié; on leur apprendra à chasser, par la ventilation, la part d'évaporation qui en reviendrait à leur respiration et à leur épiderme, à remplacer l'usage immédiat des mains par l'usage exclusif de la molette pour broyer, et de la lame flexible pour amalgamer et recueillir la pâte, et pour n'en rien laisser tomber sur le parquet, sous lequel l'air peut se vicier en mofettes. La cuisine sera à l'abri des égarements de certaines prescriptions de la médecine. Le vin ne risquera plus de s'empoisonner en sortant du goulot, avec les débris du cachet de la bouteille. La droguerie fabriquera des substances alimentaires et médicamenteuses exemptes de fatales impuretés, et le pharmacien ne prêtera plus la garantie de son diplôme au débit, en poids médicinal, des falsifications qu'il achète de confiance et dont il ne soupçonne pas même la terrible action. Les diverses manipulations n'auront plus de ces secrets lucratifs qui ne sont souvent que les secrets de la mort. Chacun s'ingéniera à protéger l'existence humaine contre tous les dangers qui la menacent de toutes parts aujourd'hui. L'acheteur sera sans crainte, le vendeur sans regret et sans remords; et chacun vivra sainement, heureusement et longuement, sous la surveillance réciproque de tout le monde; tandis qu'aujourd'hui, nous nous livrons pieds et poings liés, dans la plus grande sécurité de notre âme candide à force d'être confiante, à qui nous exploite aux dépens de notre bourse et de notre santé, ou veut se venger de nous sans qu'on puisse apercevoir la main du coupable. Triste époque, où nous ne nous apercevons d'avoir fait fausse route, que lorsque nous avons déjà un pied dans la tombe, si toutefois nous n'y descendons pas sans nous être aperçus de rien, le médecin moins encore que les malades.

CHAPITRE X.

RÉSUMÉ OU PIERRE DE TOUCHE DE L'EMPOISONNEMENT
A PETITES DOSES.

> *De minimis non curat prœtor.*
> DROIT ROMAIN.
>
> Le juge ne s'occupe pas des infiniment
> petits moyens de crime.

Vous savez que tous mes plans de réforme et d'améliorations sociales ont dû passer par la filière des utopies, avant de se réaliser sous le nom d'autrui, une fois que le temps en a effacé la teinte que leur prêtait mon nom. Depuis bientôt cinquante ans, ce Croquemitaine, imbécile à force d'être furieux, qui vous fascine de ses terreurs ridicules, monsignor Loyola, tient la main à ce que les corps savants, qui fonctionnent aujourd'hui presque tous sous sa loi, en vertu de 1815, suivent à la lettre ce programme noir cousu avec du fil blanc. Je prévois donc, à son air déjà refrogné, qu'il en sera de ce plan comme de tous ses autres devanciers. Or, pendant sa lente et obscure évolution, la falsification continuera ses ravages; et le mal, qui progresse plus vite encore que le bien, aura peut-être longtemps encore ses coudées franches. Mais j'ai encore moi entre les doigts mon bout de plume, vigie demi-séculaire, pour signaler à chacun les écueils et la tempête; et je vais m'en servir ici pour vous apprendre à reconnaître, chacun en votre particulier, et à des signes appréciables, le poison sous l'aliment ou sous le médicament qui lui sert de véhicule, en attendant que tout le monde se charge, sur une plus grande échelle, de vous en préserver. Qui s'en apercevra à temps, au signalement que je vais en donner, s'en sauvera d'abord lui-même et croira de son devoir d'en préserver les autres.

1° Il faut avant tout se tenir en garde, autant contre une méfiance craintive et soupçonneuse que contre une confiance aveugle et casse-cou. Tout suspecter de prime abord vire à la manie, et devient la plus certaine torture de qui se charge lui-même du soin de sa santé. S'abstenir de raisonner, de rechercher, d'éliminer les circonstances suspectes, c'est une de ces simplicités qui virent à une duperie aussi funeste à tout le monde qu'à soi, et ne peut que profiter à la falsification, cette source inépuisable et invisible d'épidémies aussi variées dans leurs caractères qu'effrayantes dans leurs résultats. Entre ces deux extrêmes est la sage circonspection, qui tient compte de tout et ne se passionne pour ou contre rien; qualité d'esprit et de cœur que les anciens appelaient également *sophia, kallos* et *metron* (*), (sagesse, philosophie et mesure); douce alliance d'un esprit sain avec la générosité du cœur, qui évite autant la témérité à braver le danger, que

(*) Καλὸν ἐπὶ μέτρον ἅπασι.
PHOCYLIDE.
Le beau en tout est dans la juste mesure.

la lâcheté à le fuir au lieu de chercher à le détourner; qui s'éloigne autant de la crédulité, pays des chimères et des terreurs imaginaires, que de l'insouciance, pays des ténèbres en plein jour; l'insouciance! cette mère de l'ignorance qui marche un bandeau sur les yeux, à travers ces merveilles de la création dont l'étude profite à tous et n'exclut et ne maudit personne, pas même le fanatique.

Tâchons d'éviter le danger et de reculer l'instant de la mort aussi loin que la science peut prêter main forte à la nature; mais ne sacrifions pas notre belle activité intellectuelle à faire, de cet imperceptible point entre être et n'être point, notre unique point de mire. L'ascétisme du moyen-âge, qui admettait que la pensée de la mort était seule capable de nous arrêter dans la voie du mal, avait prévu que tôt ou tard les couvents ne se peupleraient que de grands coupables, elle qui prescrivait de penser à la mort à chaque instant du jour, et d'avoir sans cesse sous les yeux un de ces tableaux (désignés sous le nom de *Vanitas*, dont certains peintres flamands exploitaient la spécialité), où l'on voit tous les instruments des nobles joies de la terre s'entassant, en désordre et confusion, au-dessous d'une bougie en voie de s'éteindre et d'une tête de mort qui ricane le passé.

La mort est à Dieu, la vie est à nous; à chacun son œuvre; ne nous occupons que de la nôtre, qui est de vivre en bonne santé, afin d'être utile aux autres.

Mais quand je vois agenouillés sur la dalle ces

théophages qui se targuent de porter Dieu dans leur cœur, et qui, du soir au matin, le prient de ne pas les enlever de sitôt de cette terre, il me semble voir de grands enfants qui écriraient à leur père : « Nous t'aimons tendrement; mais fais en sorte que nous t'aimions longtemps encore de cette façon et à distance, et que nous n'allions te rejoindre que le plus tard que nous le pourrons. »

Ne pensons donc plus tant à la mort, ce qui frise la manie des *François d'Assise* ou des *Louis XI*, c'est-à-dire des idiots ou des scélérats ; pensons à la santé pour nous et pour les autres, ce qui est la noble occupation des esprits sérieux et amis de l'humanité.

Cela dit contre l'abus, passons à l'usage :

1° Une substance alimentaire est par elle-même nutritive, c'est-à-dire qu'elle se prête à toutes les phases ordinaires des trois digestions intestinales, et ne porte le trouble dans aucune.

2° Si le moindre trouble en suit l'ingestion immédiate dans l'estomac, elle devient par cela seul suspecte.

3° Si le trouble ne survient qu'après le passage du bol alimentaire dans le *duodénum* ou de son résidu dans le gros intestin, il y a lieu à douter; et, pour s'éclairer, il faut procéder par voie d'élimination successive de chacune des substances dont on a fait usage conjointement avec elle, ainsi que des circonstances extérieures qui ont pu vicier, retarder, paralyser cette fois les fonctions de l'organe digestif.

4° Par exemple, vous prenez habituellement du chocolat avec goût, et jusque-là votre estomac s'en est bien trouvé. Or, tout change subitement après votre repas ordinaire, sans aucune prédisposition maladive, et alors qu'un instant auparavant vous jouissiez d'une bonne santé. Si la digestion se rétablit par cela seul que vous interrompez l'usage de la substance de cette provenance, et qu'elle se trouble lorsque vous le reprenez, cette substance doit vous paraître suspecte ; il faut s'en approvisionner ailleurs ; et si celle d'une nouvelle provenance passe inoffensive et sans reproduire les accidents qui suivaient l'ingestion de la première, il doit vous paraître évident que celle-ci est viciée par quelque impureté ; et dès lors il est de votre devoir, pour préserver les autres du danger qui vous a menacé, de prendre tous les moyens honnêtes et convenables pour amener le fabricant à réformer son mode de fabrication, et ensuite l'engager à porter ses nouveaux procédés à la connaissance de l'association d'assainissement dont nous jetons ici les bases, ou à celle de l'administration municipale chargée de veiller sur tout ce qui intéresse la salubrité publique.

5° Ne croyez pas que l'analyse chimique soit le plus sûr moyen d'arriver à constater l'impureté ou la pureté d'une substance alimentaire ; la dose qui suffit pour porter les plus grands désordres dans les fonctions digestives ou respiratoires, échappe en général à l'exactitude la plus minutieuse dans nos procédés d'analyse même qualitative ; et si la part de la substance nuisible entrait dans la composition de la substance alimentaire, en quantité capable de se révéler par la réaction de nos procédés d'investigation, nous n'en serions pas seulement incommodés, mais frappés comme de la foudre. Croyez-moi, la meilleure analyse chimique, en fait de substances alimentaires, est celle encore qui se révèle dans l'alambic du tube intestinal. Celle-là donne à chacun des signes appréciables, alors que le chimiste le plus exercé dans la pratique de son art ne voit goutte, en pareille circonstance, dans tout le jeu de ses gobelets, avec lesquels il jongle et pose devant qui consulte son oracle ; et malheureusement la science chimique a eu en France assez et trop longtemps de ces impudents et sots jongleurs.

6° Si tout à coup, et en vous servant de tous les ingrédients qui jusque-là ont été inoffensifs et ont continué de remplir leur rôle pendant toute la durée de la fonction digestive, un trouble subit se manifeste dans l'une de vos fonctions et dans votre santé générale, quittez et reprenez tour à tour l'usage de chaque chose dont vous vous servez habituellement : de l'eau, du vin, du pain, des ustensiles. Si rien n'y fait, pensez aux vers et éliminez cette cause morbipare par les vermifuges. Si le mal résiste aux vermifuges, poussez l'alternative de vos essais jusque dans les plus petites choses et dans les ingrédients du plus petit volume, dans le sel, dans le poivre même, etc., et c'est peut-être dans l'étude de ces atomes que vous trouverez la raison de vos graves indispositions ;

résultat immense d'une microscopique investigation (*).

7° Ne commencez pas par soupçonner qui que ce soit de malveillance ; mais agissez prudemment et sans éclat, comme si chacun de ceux qui vous entourent était suspect à vos yeux d'imprudence. Procédez par voie d'élimination de toutes les circonstances pour parvenir à la connaissance de la cause inconnue ; et il vous arrivera souvent de découvrir que c'est la moindre de ces circonstances, et la plus inoffensive en apparence, qui était tout à coup devenue dépositaire de la cause de tant de maux.

8° On suspend alors et l'on reprend alternativement l'usage de chaque chose, et l'on note les effets que l'on ressent à chaque reprise et à chaque interruption. C'est là le meilleur creuset de l'analyse ; c'est le fil qui conduit, à travers ce labyrinthe, jusqu'à la découverte de la véritable source du mal.

Cette méthode, du reste, ne compromet personne et déjoue bien des mauvais calculs de la cupidité ou de la malveillance, dans ce siècle où la concurrence rend si aveugle et où la religion rend si féroce ; horreurs de tous les côtés, que la philosophie, la seule révélation des œuvres de Dieu, est appelée à faire disparaître du cadre de la civilisation, par

(*) *In tenui labor; at tenuis non gloria, si quem*
Numina læva sinunt, auditque vocatus Apollo !
VIRG. Georg. IV.

« Modeste en est l'objet, mais la gloire infinie,
» Si le Ciel vous exauce et l'enfer vous oublie !

L'enfer ! vous savez qui.

des voies aussi sûres que pacifiques et profitables à tous.

9° Après ces principes généraux, nous allons esquisser les principaux caractères que présentent les empoisonnements par les substances les plus usuelles ; caractères qui peuvent se modifier selon les mélanges, la dose et les constitutions spéciales :

A. EMPOISONNEMENT par l'INGESTION DES CHAMPIGNONS VÉNÉNEUX OU MAL PRÉPARÉS · L'empoisonnement ne se révèle bien que lorsque le bol alimentaire passe dans les intestins; comme si la qualité vénéneuse des fongosités n'était dégagée que par l'alcalinité de la bile qui sature l'acidité du chyme, ou par les produits ammoniacaux de la défécation. Alors on éprouve des borborygmes comme spumescents et des ardeurs au pylore, une forte agitation du pouls; la gorge et la langue se dessèchent, la langue semble diminuer d'épaisseur. Les épreintes surviennent, dès que le résidu de la substance alimentaire passe dans le côlon; et dès lors surviennent des déjections glaireuses avec ardeurs à l'anus.

B. PAR L'INFUSION DES GRAINES DE DATURA STRAMONIUM (POMME ÉPINEUSE) : On est pris d'une somnolence invincible et l'on ne tarde pas à tomber dans un sommeil lourd et profond, dont souvent on ne se relève plus.

C. PAR L'INGESTION DES NARCOTIQUES, TELS QUE la BELLADONE, la JUSQUIAME, etc. : La pupille se dilate jusqu'à occuper et absorber souvent tout le champ de l'iris; ce qui dévie la vision et prête aux objets ambiants les formes les plus bizarres et les plus incohérentes, et à l'imagination une teinte de folie. Qui sait si bien des folies ne seraient pas autre chose qu'un trouble dans la vision? Quoi qu'il en soit, la perturbation qui s'est portée sur la vision ne tarde pas à se jeter sur cette portion du système nerveux qui préside aux fonctions digestives; d'où vomissements et déjections.

D. PAR LA STRYCHNINE OU LA NOIX VOMIQUE DONT LA STRYCHNINE EST EXTRAITE : Convulsions subites, tétanos, cambrure en arrière de l'épine dorsale, sauts de carpe, torsion des membres, perte de la raison, puis de tout sentiment.

E. PAR LES CANTHARIDES INGÉRÉES EN QUANTITÉ : C'est quelque chose de si monstrueux en fait de lubricité que la plume se refuse à le décrire; ce désordre ne tarde pas à amener la gangrène dans les organes génitaux et, à la suite, la mort. La gravité du mal s'amoindrit avec la dose; mais après la guérison, il n'en reste pas moins un certain dérangement dans les fonctions du système urinaire (les reins compris).

F. PAR LES CANTHARIDES APPLIQUÉES SUR LA PEAU EN VÉSICATOIRES, surtout quand LES AMPOULES viennent à crever, à dénuder la peau qui se trouve alors en contact immédiat avec la poudre vésicante : Ardeurs d'incontinence; priapisme ou nymphomanie; douleurs vésicales; envie atroce d'uriner qui ne peut se satisfaire et exige souvent l'emploi de la sonde pour pouvoir aboutir; œdème et enflure des membres à la suite.

G. Par l'ingestion des sels de plomb. La langue et le gosier semblent se tanner; souvent la déglutition est rendue presque impossible, et la langue sort de la bouche, sans qu'on puisse la ramener en dedans. Dès que le poison est arrivé dans le côlon, ce sont alors des épreintes à se tordre, des coliques d'un caractère atroce, que l'on appelle *coliques saturnines, coliques du* Poitou, coliques de miséréré; suivies alors de vomissements de matières stercorales. A petites doses de chaque jour, le plomb engourdit, paralyse et semble racornir les extrémités des doigts.

H. Par les sels de cuivre : Arrière-goût métallique, ardeurs à la gorge, à l'œsophage, à l'estomac; brûlures au pylore et vomissements presque instantanés.

I. Par l'arsenic aspiré et en fumée : Déjections subites et dès lors incessantes pendant plusieurs heures par le haut et par le bas.

J. Par l'arsenic ingéré : Crudités épouvantables d'estomac qui semble tout en feu; envies atroces de vomir, si l'action de l'arsenic s'est portée spécialement sur l'ouverture cardiaque; vomissements de matières verdâtres, si le passage n'est pas tout à fait paralysé, ou dès qu'une gorgée de liquide est parvenue à le rouvrir. Si l'on revient de la crise, on reste cloué dans son lit; le frôlement du drap seul contre le ventre semble renouveler les premières tortures de l'empoisonnement. La peau ne tarde pas à se couvrir de taches rouges d'un égal diamètre, espèces de roséoles qui prennent le nom de *poussée arsenicale*. Les membres pelviens sont frappés, à la suite, de paralysie complète ou de danse de St-Guy ; on n'est plus maître de s'arrêter, dès qu'une fois on se met en marche : Tous caractères variant d'intensité selon la dose et la durée de l'empoisonnement à petite dose.

K. Le PHOSPHORE se décèle suffisamment par son goût et son odeur ; les acides par des crudités et leur goût ; et les alcalis par des éructations brûlantes de bouffées ammoniacales plus ou moins hydrosulfurées, qui se dégagent par la décomposition des muqueuses de l'appareil digestif. Chez certaines personnes, dans certains climats et en certaines saisons, les fruits acides produisent des effets qui simulent un vrai empoisonnement, par les crudités brûlantes qu'ils déterminent dans l'estomac, et l'impossibilité où l'on se trouve de s'en débarrasser par l'une ou l'autre voie, par les déjections ou par les vomissements.

L. L'ACIDE PRUSSIQUE se décèle par son odeur d'amandes amères, en si petite quantité qu'il soit pris ; mais il en faut bien peu, pour que son action frappe comme la foudre, sans symptôme et sans douleur ; c'est la mort réduite à la plus simple expression de son œuvre invisible de destruction. A petites doses suffisamment continuées, il jette le système nerveux dans un état constant d'agacements comme galvaniques.

M. Arrivons maintenant aux SELS MERCURIELS. Je ne parlerai pas du *calomélas*, dont l'emploi médical exagéré produit, en Angleterre, 99 sur 100 maladies chroniques, et qui peut-être encore aujourd'hui, comme il n'y a pas longtemps en France, sur 100 fièvres dites typhoïdes mortelles, en détermine 99, quand il est administré à doses faibles mais répétées. A la dose de 10 centigrammes seulement, il purge avec épreintes et occasionne des selles d'un vert-noirâtre et gluantes. A la dose d'un gramme par doses fractionnées, les selles finissent par devenir noires comme de l'encre, à la suite de la carbonisation, pour ainsi dire, des muqueuses intestinales; et les ongles noircissent même avant la mort. A infiniment petites doses administrées chaque jour, on s'aperçoit peu à peu de toutes sortes de troubles dans les diverses fonctions; la charpente osseuse perd peu à peu de sa force et de sa solidité; le système nerveux devient de plus en plus irritable et l'humeur inégale.

N. Quant aux SELS SOLUBLES DE MERCURE, mais surtout au SUBLIMÉ CORROSIF; c'est un brasier, c'est l'enfer qu'on a dans les entrailles, c'est le mal des ardents qui s'infiltre dans toute la constitution, si on l'administre même à la dose de deux centigrammes. Voyez cette paille que le vent jette sur une fournaise! comme elle se tord, se retord, se coude, s'agite en pétillant avant de se carboniser, comme elle passe par des décolorations graduées avant de s'évanouir dans l'espace, par une dernière lueur d'agonie, pour ainsi dire; vous n'aurez pas de comparaison plus pittoresque pour rendre sensible à la pensée ce qui se passe sous les yeux des spectateurs de ce terrible empoisonnement. J'ai vu des mercurialisés médicalement par ce sel, suinter le phosphate de chaux en larmes par toutes les articulations, avoir les doigts contournés dans tous les sens possibles; contracter une haleine fétide qui s'exhalait de leur respiration et comme de chacune de leurs paroles. La peau paraît de ce blanc que contractent les cadavres par un séjour prolongé dans l'eau; et puis surviennent des chancres, des ulcères rongeants, de manière à faire détourner la tête au plus intrépide praticien. Devant un tel empoisonnement, même à faible dose, on recule avec le désespoir de son impuissance.

Ici je dois m'arrêter à la dose qui constitue un empoisonnement lent; un de ces empoisonnements habilement calculés jour par jour, heure par heure, toujours trop lents pour l'impatience des Borgia, mais que les enfants de Loyola, dont la congrégation compte son existence par des siècles et est toujours sûre de recueillir le fruit d'un forfait, si lent qu'il soit à s'effectuer, employèrent avec un infernal succès contre l'infortuné Clément XIV. Ici je ne m'occuperai pas de ce genre d'empoisonnement effectué par un crime; malheur à une nation qui laisse toute latitude à d'aussi atroces combinaisons, et ne prend pas souci d'en rendre le retour impossible! C'est son affaire avant d'être la mienne; malheur à elle plutôt qu'à moi, qui sais m'en garer! Je n'ai ici à décrire l'empoisonnement par le sublimé corrosif, qu'en tant qu'il émane des aberrations ou de l'insouciance de l'industrie, et qu'il s'administre ainsi, par les mains de la FATALITÉ, à doses infinitésimales.

1° Si la molécule alimentaire ou médicinale, qui renferme et emprisonne dans son sein la dose infinitésimale de sublimé corrosif (*deutochlorure de mercure*), est soluble dans l'estomac; immédiatement après son ingestion, on ressent un trouble indéfinissable dans la panse stomacale, qui détermine à sa suite l'accélération et quelquefois les intermittences du pouls, cause multiple d'un état d'appréhension qui semble arrêter les aspirations pulmonaires et amène par conséquent une abondante transpiration et une certaine viscosité sur les surfaces palmaires. Bientôt on ressent une douleur pongitive à la région du pylore, et survient une série de secousses et de mouvements comme péristaltiques et saccadés, de gauche à droite dans le sens de l'axe horizontal de la panse stomacale, et comme si la grande courbure de l'estomac se portait violemment vers la petite courbure, afin de vaincre par le choc la résistance que le pylore, à la suite de l'accroissement de volume de toute sa substance, oppose au passage du bol alimentaire chymifié. Ces symptômes durent souvent des heures entières sans se ralentir; les selles qu'on obtient à la suite, à l'aide d'un purgatif, sont gluantes et d'un noir prononcé. La crise terminée, si la cause toxique ne s'en reproduit plus, la santé reprend comme de coutume. Mais quand la même source d'empoisonnement à petite dose se représente, on ne sait plus comment expliquer, si ce n'est par toutes sortes de soupçons impossibles à admettre et que l'on repousse chaque fois avec horreur, la réappa-

rition si subite de phénomènes intoxicants, au milieu de la santé la plus florissante, au sein de la famille la plus dévouée, après des journées passées
dans les labeurs si hygiéniques de la solitude, de
l'étude et de la sobriété.

2° Quand ces crises reviennent à intervalles rapprochés, l'enfer n'a pas de tisons plus ardents que ces
tortures de la pensée et du cœur. L'honnête homme
finit par n'oser plus se plaindre, crainte de n'être
jamais cru; il se résigne. Mais à la longue, il se
trouvera que sa démarche est chancelante, moins
encore peut-être par le défaut des organes de la
locomotion que par les intermittences et les appréhensions de la pensée. Le moindre effort fait monter le sang au cerveau, et couvre le corps d'une
sueur froide; le patient erre plutôt qu'il ne se pro-
mène; il semble qu'il va manquer d'haleine toutes
les fois qu'il doit aspirer, et que son cœur va in-
terrompre ses battements, toutes les fois qu'il porte
son attention sur cette circonstance. Il est souvent
pris de défaillance, en se mettant à table, et à la
première cuillerée de potage. Il appréhende il ne
sait quoi; ce qui fait qu'il est distrait dans ses pensées, inégal dans son humeur, entrecoupant ses
phrases de la crainte de ses douleurs; toujours
préoccupé de son mal, et désenchanté de tout ce
qui jusque-là avait fait son délassement ou ses dé-
lices. Rien ne lui sourit plus sur la terre; il évite la
société, crainte de ne pouvoir suffire à la conversation et que les efforts qu'il fait pour parler ne donnent à sa phrase un cachet d'originalité inexplica-

ble ou susceptible d'être interprété dans le plus mauvais sens. Il lui semble, par les douleurs fébriles et la chaleur qu'il y ressent, que la cause de tous ces désordres réside dans la région du cervelet, ce double cotylédon nourricier de la grande nervure humaine, moelle de notre tronc, et d'où émanent, comme tout autant de rameaux dichotomisés à l'infini, les nerfs qui président spécialement aux fonctions de la respiration et de l'hématisation, de la déglutition et de la digestion, de l'excrétion urinaire et de la sécrétion génératrice, enfin de la locomotion. En effet, il s'aperçoit que tout se remet chez lui dans son état normal, dès qu'il ne ressent plus de douleurs dans la région occipitale.

3° Si la molécule, qui porte dans son sein l'atome de ce poison mercuriel, n'est capable de solubilité que dans le côlon, l'apparition de tous ces symptômes devient encore plus féconde en perplexités pour la pensée, laquelle, déroutée du tout au tout, désespère de trouver le *propter hoc*, à une telle distance du *post hoc*.

4° A l'approche du moindre orage, on éprouve des agacements nerveux, qui se caractérisent ensuite par un tremblement de tous les membres, par un balbutiement convulsif et une tendance à tomber en avant. Il vous passe, dans la direction de la circulation artérielle, des soubresauts saccadés, et comme un chapelet de coagulations sanguines, roulant à travers des obstacles plus ou moins rapprochés.

5° Que si le sublimé corrosif (*deutochlorure de*

mercure) se trouve un jour à une dose plus forte dans le sein de la molécule alimentaire ou médicinale; oh! alors la gravité et l'apparition instantanée des symptômes ne laisse plus le moindre doute sur les caractères de l'empoisonnement ; le cœur semble sur le point de suspendre ses battements par des intermittences plus fréquentes ou plus prolongées; la respiration se ralentit et menace de se suspendre; on est pris de noirs pressentiments ; les membres sont en proie à des mouvements saccadés qui approchent de la convulsion. On a hâte de s'étendre sur le dos, l'épine dorsale ployant sous le poids d'elle-même. On cherche à avoir la tête plus basse que le corps. On nage dans des flots de transpiration, que les lotions sédatives ou alcooliques, alternant avec les frictions aux corps gras, n'arrêtent ni ne diminuent. A chaque crise les tempes se creusent, les artères temporales et occipitales battent fortement, la parole s'embarrasse, l'un ou l'autre des bras s'engourdit, et les doigts ont de la peine à se fermer. Cet état aussi inexplicable qu'alarmant dure souvent trois ou quatre jours ; et, dès que le souffrant se hasarde à se lever après que la crise est passée, les premiers pas qu'il essaye le feraient trébucher, s'il n'avait pas un appui à sa portée. Cependant il ne tarde pas à reprendre toutes ses forces et sa santé, si la fatalité le préserve du retour de la cause inconnue de tant de tourments.

6° Mais si la cause du mal revient chaque jour comme à heure fixe, l'infortuné doit s'attendre à passer par la filière de tortures qui ont fait un enfer des deux dernières années de Clément XIV et ont fini par le conduire dans la tombe, pour ainsi dire, lambeaux par lambeaux; spectacle capable de faire frémir d'horreur même ses bourreaux, si ses bourreaux n'avaient été que des scélérats, et non des fanatiques.

CHAPITRE XI.

CONCLUSION.

Vous connaissez maintenant les caractères, les effets et les symptômes de la cause du mal. Pour vous en guérir, vous avez le *Manuel*. Pour vous en préserver, vous n'avez que la ressource d'une vigilance commune; et cette vigilance ne peut se réaliser sur une grande échelle, que par l'établissement d'un vaste réseau d'*associations d'assainissement*, associations bienveillantes dans leurs poursuites, infatigables dans leurs recherches, mais inexorables dans leur but, qui a pour devise : *hygiène publique par la philanthropie individuelle.*

Ce que j'en ai dit dans cet écrit suffira pour ouvrir les yeux de tout le monde, ceux du chaland comme ceux du marchand et du fabricant, dans l'intérêt de leur santé respective et dans celui de la santé d'autrui.

Je ne doute pas que, d'ici à peu de temps, l'esprit public, suffisamment averti par la publicité qui attend cet écrit, ne parvienne à conjurer le danger commun sur toute la surface de la terre, et que le fabricant (car au fond il est honnête homme) ne soit le premier à prêter les mains à cette innovation, en commençant à assainir sa propre usine, et par l'intelligence des précautions et par la surveillance incessante de son administration.

Quant aux empoisonnements, œuvre des calculs de la malveillance ou des hallucinations du fanatisme, on n'en tarira la source que par les bienfaits d'une éducation nationale, la même pour tous et obligatoire pour toute la jeunesse. L'instruction seule, fondée sur l'étude des œuvres de Dieu et sur l'exercice de la raison, est en état de mettre l'homme à l'abri de l'inhumanité, de la cupidité et de l'impitoyable férocité des croyances.

Que si cependant il existe encore, de nos jours, des coupables de tels crimes, par esprit de calcul ou par esprit de religion, oh! que je désire que le préjugé que nous avons sur les morts soit pour moi une réalité, si je succombe! Je savoure dès lors à mon tour le plaisir de la vengeance, en pensant que mon ombre, que la quintessence de mon tout, que mon âme enfin s'exhalant de mon tombeau, puisse revenir ici-bas pour continuer, contre ses bourreaux, la mission d'être utile aux victimes. Voyez-vous alors mon ombre aux trousses de ces auteurs de tant de maux, la voyez-vous se hérisser des serpents des Euménides, pour siffler, au sein des ténèbres et même en plein jour, dans l'oreille de ces cupides ou pieux scélérats, des mots qui leur feront dresser les cheveux sur la tête, en sorte que, tout à coup et comme pris de délire, ils repoussent la coupe de leurs orgies, les baisers de leurs maîtresses, les éloges de leurs flatteurs, les diamants de leurs couronnes imméritées, l'éclat de leurs fortunes usurpées. Oh! qu'ils me voient à l'horizon, comme le grain de l'orage, m'avancer en grandissant jusqu'à

leur couvrir les yeux de mon image fantasmago-
rique, et m'attacher à leurs corps, de mon corps
visible mais insaisissable dans mon effrayante apparition; en sorte qu'ils n'osent plus rester seuls, et
que d'un autre côté ils redoutent d'avoir des con-
fidents de leur scélératesse dans ceux qui les assis-
tent de leurs soins; torture mille fois plus grande
que celle qu'ils m'auront fait endurer.

Cette idée me console, je l'avoue; et je ne me
trouve jamais si reconnaissant envers le ciel que
lorsque je lis, dans l'histoire, que, pendant toute
sa vie, un de ces célèbres scélérats l'a endurée ;
telle cette Marie de Médicis qui ne pouvait voyager
la nuit sans avoir une lumière suspendue au pla-
fond de sa voiture, crainte d'avoir sous les yeux
le spectre d'Henri IV, bon roi, que cette épouse et
mère, avec son favori Epernon, et Epernon avec
son Ravaillac, avait traîtreusement égorgé, pour
exécuter l'arrêt que la société de Jésus avait rendu
contre ce roi catholique de nom et protestant de
cœur. A cette époque, la société de Jésus n'avait à
sa disposition, pour accomplir son œuvre, que le
moyen grossier du poignard, moyen que son but
excusait à ses yeux, mais que la loi parvenait chaque fois à atteindre. Mais aujourd'hui qu'elle a
à sa disposition des moyens plus subtils, puisse la
terreur des remords remplacer le glaive de la loi,
dans l'âme des agents de ces exécutions occultes !
que les nuits soient pour eux sans sommeil, le sommeil un cauchemar, la conscience une torture ! Que
le moindre rayon de lumière leur paraisse le regard

foudroyant d'un fantôme; le moindre bruit de l'air, la voix du sang innocent qui crie vengeance contre le coupable du fond de la tombe entr'ouverte sous ses pas!

Enfin que...! Mais où me laissé-je entraîner par mon indignation? Moi qui ne crois qu'à un Dieu bon, même envers le méchant, eh! quoi, je me surprends à me complaire dans la vengeance? Que le ciel m'en préserve! Loin de moi la pensée d'élever jamais à mon tour les bourreaux à la dignité de victimes! Qu'ils vivent, si cela se peut, tranquilles et exempts de remords, ces êtres dénaturés! qu'ils savourent le parfum de leurs holocaustes sauvages, de leurs jouissances! Le philosophe, émule de la divinité, ne doit former qu'un seul vœu (même au milieu des tortures physiques dont il est victime) : qui est de pouvoir savourer, jusqu'à son dernier soupir, le parfum qui s'exhale de l'amour du bien et de l'oubli du mal, parfum qu'il n'a cessé de respirer, un seul instant, pendant sa belle et longue existence.

FIN.

TABLE DES MATIÈRES.

FIN DE LA TABLE DES MATIÈRES.